Hans Rieth

MYKOSEN
ANTI-PILZ-DIÄT
In 50 Folgen

notamed Verlag GmbH, Melsungen

Autor und Herausgeber:
Prof. Dr. med. Dr. med. vet. h. c. H. Rieth,
Mykologisches Laboratorium,
Universitäts-Hautklinik, Martinistraße 52, 20251 Hamburg

CIP-Titelaufnahme der Deutschen Bibliothek
Rieth, Hans:
Mykosen – Anti-Pilz-Diät in 50 Folgen / Hans Rieth.
Melsungen: notamed Verlag, 1994
ISBN 3-88907-013-2

Gebrauchsnamen, Handelsnamen, Warenbezeichnungen und dergleichen, die in diesem Buch ohne besondere Kennzeichnung aufgeführt sind, berechtigen nicht zu der Annahme, daß solche Namen ohne weiteres von jedem benutzt werden dürften. Vielmehr kann es sich auch dann um gesetzlich geschützte Warenzeichen handeln.

Alle Rechte, auch die des Nachdrucks, der Wiedergabe in jeder Form und der Übersetzung in andere Sprachen behalten sich Urheber und Verleger vor. Es ist ohne schriftliche Genhemigung des Verlages nicht erlaubt, das Buch oder Teile daraus auf fotomechanischem Wege (Fotokopie, Mikrokopie) zu vervielfältigen oder unter Verwendung elektronischer bzw. mechanischer Systeme zu speichern, systematisch auszuwerten oder zu verbreiten (mit Ausnahme der in den §§ 53, 54 URG ausdrücklich genannten Sonderfälle).

© notamed Verlag GmbH, Melsungen 1994

Gesamtherstellung: Druckerei Gutenberg, 34123 Kassel
ISBN 3-88907-013-2

Vorwort

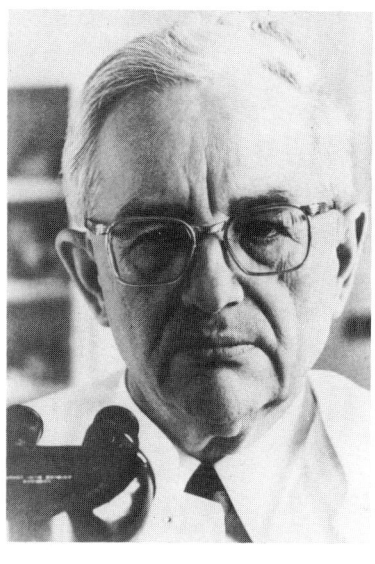

Zum Nachdenken

Oft gehört: Pilze wird man niemals los. Trotz hoher Arzneidosen. Trotz Supercompliance.

Auch schon gehört: Pilze gehören zur „normalen Darmflora". Vor allem Hefen. „Faeces" heißt doch schließlich „Hefen".

Gehört und gelesen: Nur die Zellzahl entscheidet. Die Menge macht's. Egal, ob pathogen oder apathogen.

Stimmt das alles?

Es stimmt nachdenklich …

Können Schwerkranke wirklich ständig mit fakultativ pathogenen Pilzen im Darm leben? Oder müssen sie eines Tages doch an einer Mykose sterben? Muß man sich damit abfinden, daß Gärhefen im Darm Fuselalkohole produzieren, die Leber und Nerven schaden?

Nein, man muß es nicht, seitdem hochwirksame Antimykotika frühzeitig eingesetzt werden. Allerdings gelangen diese mitunter nicht dorthin, wo die pathogenen Hefen im Darm zwischen den Zotten sich üppig vermehren. Hier kann die Anti-Pilz-Diät helfen, diese infektiösen Reservoire auszuräumen, um die von dort ausgehenden Organmykosen rechtzeitig zu verhüten.

Frühdiagnostik und Frühtherapie sind gefragt.

Hans Rieth

Hans Rieth
Prof. Dr. med. Dr. med vet. h.c.

Inhalt

Warum Anti-Pilz-Diät?	1	Pilze und Figurprobleme	27
Wo kommen die Pilze her?	2	Pilzkiller gefragt!	28
Hefepilze differenzieren!	3	Wo die Pilze stoppen?	29
Kefir mit Candida kefyr	4	Darmflora und Mykosen	30
Mischinfektionen erkennen	5	Sanierung der Darmflora	31
Toleranz hat Grenzen	6	Wie lange eisern durchhalten?	32
Organmykose per Persorption	7	Stumme Pilzinfektionen	33
Überholte Thesen	8	Vorbeugen ist besser als Krankwerden	34
Gärhefen im Darm – Alarm	9	Giftiges Obst meiden	35
Genitalpilze und Diabetes	10	Tips für ältere Menschen	36
Pilze in den Harnwegen	11	Anti-Pilz-Diät bei Kindern	37
Pilzbefallenes Haar	12	Diät-Plan für die Alltagskost	38
Pilz im Auge, Pilz am Zahn	13	Für Sonn- und Feiertage	39
Karies und Candida	14	Täglich Gemüse	40
Pilze an Zahnprothesen	15	Der große Salatteller	41
Darmpilz im Fingernagel Neurodermitis und Darmhefen	16	Wichtige Grundnahrungsmittel	42
Perianale Dermatitis	17	Gut gewürzt ist halb verdaut	43
Pilze und Allergien	18	Getränke	44
Pilze in der Schwangerschaft	19	Rezepte und Anregungen	45
Mundsoor und Windelsoor	20	Leckeres aus Gemüse und Salaten	46
Hautmykosen bessern sich	21	Echte Pilz-Diät	47
Rezidiv oder Neuinfektion	22	Ein Champion: der Champignon	48
Für Kranke mit Fieber	23	Frisch auf den Tisch	49
Pilze lieben süße Frauen	24	Aus nah und fern	50
Was bedeutet Anti-Pilz-Diät und wie wirkt sie?	25		
Süßes vermeiden	26		

MYKOSEN
ANTI-PILZ-DIÄT

Hans Rieth

Wanderwege der Pilze

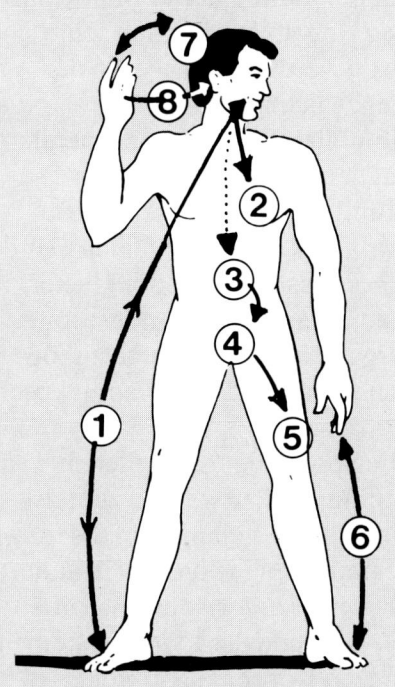

① Pilze können in die Mundhöhle gelangen, wo sie zu Speichelpilzen werden

② Aus dem Mund und Rachen gelangen Pilze in die Luftwege

③ **Speichelpilze gelangen in die Speiseröhre, in Magen und Darm**

④ Darmpilze gelangen über die Unterwäsche oder durch Schmierinfektion in den Genitalbereich

⑤ Aus dem Genitalbereich gelangen Pilze an Oberschenkel und Füße

⑥ Pilzaustausch zwischen Hand und Fuß

⑦ Von den Fingern gelangen Pilze auf den behaarten Kopf und auch umgekehrt vom Kopf zu den Fingern

⑧ Pilze kommen mit den Fingern auch ins Ohr

Warum Anti-Pilz-Diät?

Die Verpilzung der Menschheit nimmt von Tag zu Tag zu. Nicht nur die Pilzinfektionen der Haut sind nach wie vor ein Gesundheitsproblem, mehr noch nehmen die durch Pilze verursachten Erkrankungen innerer Organe an Bedeutung und Dramatik ständig zu.

Seit bekanntgeworden ist, daß pro Jahr in Deutschland etwa 10.000 Menschen verschiedener Altersklassen an Pilzinfektionen sterben und Zehntausende daran erkranken, wird klar, daß die bisher zur Verfügung stehenden Bekämpfungsmaßnahmen offenbar nicht ausreichen, um dies zu verhindern.

Was also tun?

Gewissenhafte Aufklärung ist das erste Gebot. Wer nicht genau Bescheid weiß, gerät in Gefahr, sobald sich verschiedene Lebensumstände ändern. Es ist kein Geheimnis, daß eine Krankheit eine andere leicht nach sich zieht. Tausende haben es erlebt, daß sie wegen einer fieberhaften Erkrankung ein antibakterielles Antibiotikum erhielten, z.B. Penicillin. Aber: Anfang gut, Ende schlecht. Die fieberhafte Krankheit ging zurück ... und dann kamen die Pilze ...

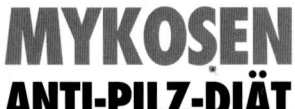

Hans Rieth

Wo kommen die Pilze her?

Woher kommen die Pilze überhaupt? Vielleicht aus dem Penicillin, es ist doch ein Pilzprodukt!
Nein, aus dem Penicillin ganz bestimmt nicht. Penicillin ist völlig keimfrei, völlig frei von Pilzelementen.
Aus der Luft? Aus dem Staub? Aus den Wasch- und Duschräumen? Dem Schwimmbad? Man hört doch immer, Pilze seien ubiquitär, allüberall, allgegenwärtig! Man müsse halt mit ihnen leben...
Ein Körnchen Wahrheit steckt drin in dieser Argumentation, aber mehr nicht. Gewiß, es gibt mehr Pilze, als man zählen kann, prächtige Exemplare und kleine miese, wohlschmeckende bekömmliche und nur einmal eßbar giftige. Pilzkulturen wachsen wie Kometen oder sehen aus wie Münzen, die Natur ist erfinderisch.
Schleppt jeder Mensch all diese Pilze mit sich herum? Wie sollte er! Hat jeder Mensch Pilze? Wenn ja, welche? Harmlose? Gefährliche? Man müßte mehr darüber wissen.

Pilze – die scheinbar unscheinbaren Lebewesen – entwickeln sich zu einer ernstzunehmenden Gefahr für den Menschen. Sie greifen ihn überall dort an, wo die körpereigenen Abwehrmechanismen versagen oder durch Medikamente künstlich außer Kraft gesetzt wurden. Eine Erkrankung durch Pilze bezeichnet man als Mykose.
Die drei größten Gruppen von krankheitserregenden (pathogenen) Pilzen befallen meist unterschiedliche Körperregionen. Hautpilze (Dermatophyten), wie der bekannte Fußpilz oder Haar- und Nagelpilze, können sehr lästig werden, sind aber in der Regel nicht gefährlich.
Hefepilzerkrankungen, vor allem auf den Schleimhäuten von Mund, Rachen, Magen-Darm-Trakt und Scheide (Vagina), sind schon wesentlich bedenklicher, zumal wenn sie auf andere innere Organe übergreifen und zu tödlich verlaufenden Organmykosen werden.
Die Sporen der gefährlichen Schimmelpilze werden zumeist eingeatmet, gelangen in die Lunge und können von dort in andere Organe wandern oder sich über das Blut und das Lymphsystem im ganzen Körper ausbreiten.
In jedem Falle gilt es, rechtzeitig einzugreifen.
Die heutigen Lebensumstände kommen den Pilzen äußerst gelegen. Synthetische Kleidung fördert die Verbreitung von Hautpilzen. Hefepilze, die ganz wild auf Zucker sind, werden durch das heutige Übermaß an Süßem in ihrer Ausbreitung im Verdauungstrakt kräftig unterstützt.
Auch Haustiere wie Katzen, Vögel und Nager sind oft von Pilzen befallen und eine häufige Ansteckungsquelle.
Die gefährlichen Sporen der Schimmelpilze lauern u.a. in Blumentöpfen, Mülltonnen und schlecht durchlüfteten Wohnungen.

MYKOSEN
ANTI-PILZ-DIÄT
Hans Rieth

Hefepilze differenzieren!

Nicht alle Pilze, die in der Mundhöhle und im Darm vorkommen, haben die Fähigkeit, Krankheiten hervorzurufen. Unter den mehr als 500 verschiedenen Hefearten gibt es nur wenige, die dem Menschen schaden können, also pathogen sind. Diese muß man erkennen und darf sie nicht mit denen verwechseln, die harmlos sind oder gar nützlich, wie z. B. Backhefe (Candida robusta), Bierhefe/Weinhefe (Saccharomyces cerevisiae), der Kefirpilz (Candida kefyr) und Milchschimmel (Geotrichum candidum).

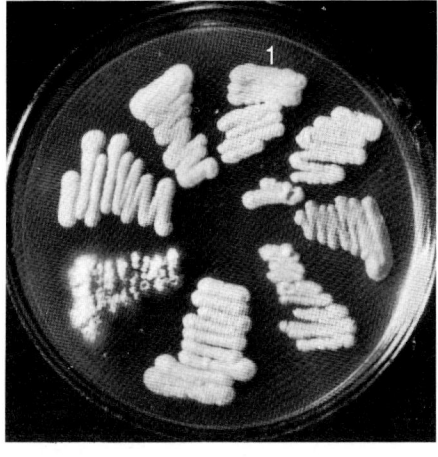

Abb. 1: (ab 1 rechts herum) Candida tenius, C. guilliermondii, C. albicans, Rhodotorula rubra, Saccharomyces cerevisiae, C. tropicalis, Trichosporon cutaneum, C. parapsilosis

Pathogene Pilze erkennen

Von den mehr als 200 verschiedenen Arten der Gattung Candida sind nur etwa ein bis zwei Dutzend unter bestimmten Bedingungen auf der Haut, den Schleimhäuten oder in inneren Organen krankheitserregend. Man bezeichnet diese Arten auch als fakultativ pathogen. Hierzu zählen neben Candida albicans auch Candida glabrata, Candida parapsilosis, Candida krusei, Candida guilliermondii und Candida tropicalis **(Abb. 1)**.

Pilzkultur von Candida albicans

Candida albicans wächst cremeartig, mitunter von einem Fransensaum aus Pilzfäden umgeben **(Abb. 2)**. Wie alle Hefen bildet Candida albicans niemals Luftmyzel.

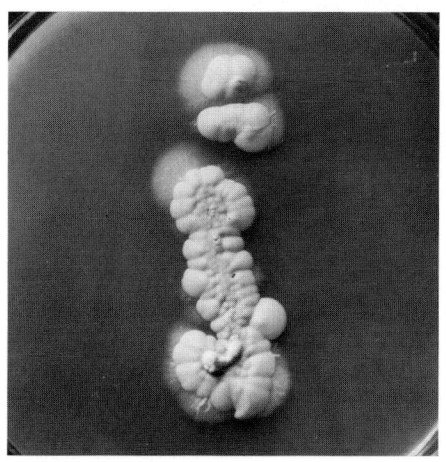

Abb. 2: Reinkultur von Candida albicans auf Kimmig-Agar

MYKOSEN
ANTI-PILZ-DIÄT

Candida albicans sicher erkennbar

Absolut typisch für Candida albicans ist die Bildung der sogenannten Chlamydosporen. Dies sind meist rundliche, doppelt konturierte, granulierte Zellen, endständig am Pseudomyzel **(Abb. 3)**, aber auch mitunter einzeln aus Sproßzellen entstehend. Für die Differenzierung anderer Hefen sind die Befunde biochemischer Untersuchungen erforderlich.

Candida krusei

Wenn Wein in unsterile Flaschen gefüllt wird, dann können sich im Wein, vor allem an der Oberfläche, sogenannte Kahmhefen entwickeln, z.B. Candida krusei, die sich in der Kultur auf den üblichen Nährböden, z.B. auf Kimmig-Agar, kaum oder gar nicht von den übrigen mehr als 200 Candida-Arten – oder mehr als 500 verschiedenen Hefe-Arten – unterscheiden läßt **(Abb. 4)**.

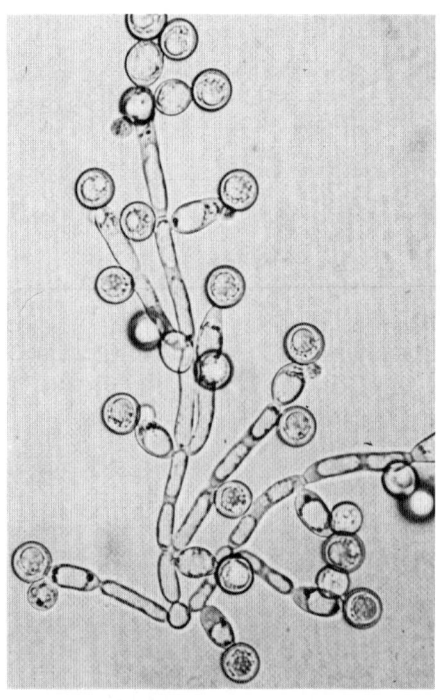

Abb. 3: Candida albicans auf Reisagar mit typischen Chlamydosporen am Pseudomyzel

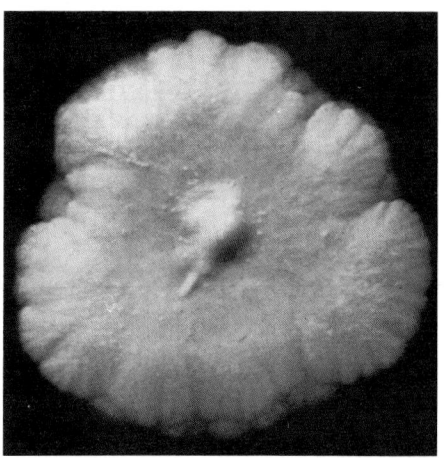

Abb. 4: Kultur der Kahmhefe Candida krusei auf Kimmig-Agar. Sie assimiliert und vergärt Traubenzucker

Kahmhefen heißen so, weil sie auf Flüssigkeiten eine Haut bilden, eine Kahmhaut. Wein, der Candida krusei enthält, ist als verdorben zu bezeichnen. Trinkt man ihn, dann entsteht meist Durchfall, der etwa eine Woche anhält.

MYKOSEN
ANTI-PILZ-DIÄT

Hans Rieth

Kefir mit Candida kefyr

Kefir läßt sich im Rahmen der Anti-Pilz-Diät sehr gut als wertvolles und bekömmliches Getränk verwenden. Ursprünglich im Kaukasus und in Sibirien aus Stutenmilch hergestellt, ist Kefir aus Kuhmilch heute in vielen Ländern eine Bereicherung des Angebotes an natürlicher gesunder Nahrung. Der feinsäuerliche Geschmack und die rahmartige Konsistenz sind das Produkt der **Kefirkörner (Abb. 5),** die aus dem Hefepilz

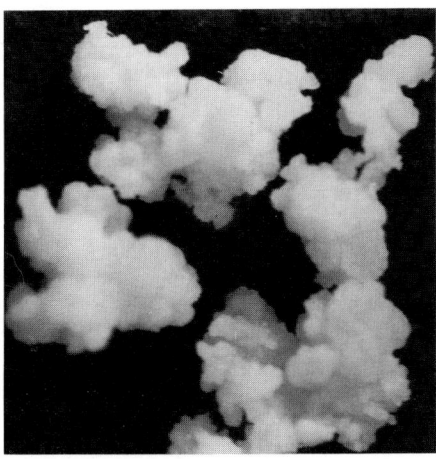

Abb. 5: Kefirkörner

Candida kefyr und Milchsäurebakterien bestehen. Candida kefyr kann – im Gegensatz zu Candida albicans, Candida tropicalis und anderen Candida-Arten – Milchzucker (Laktose) assimilieren und vergären. Dadurch wirkt Kefir auf der Zunge angenehm prickelnd.
Der Alkoholgehalt kann bis zu 1% betragen und liegt damit etwas höher als im alkoholfreien Bier (bis 0,5%).
Wie die meisten Candida-Arten bildet Candida kefyr nicht nur rundliche Sproßzellen, sondern auch langgestreckte, die aneinander hängenbleiben und sich zu einem verzweigten Pseudomyzel entwickeln **(Abb. 6).**
Da Candida kefyr in der Mundhöhle und auch im Stuhl nachgewiesen werden kann, ist ein Befund wie „Candida nachgewiesen" abzulehnen, weil nicht unterschieden wird zwischen potentiellen Krankheitserregern und wertvollen Hefen.

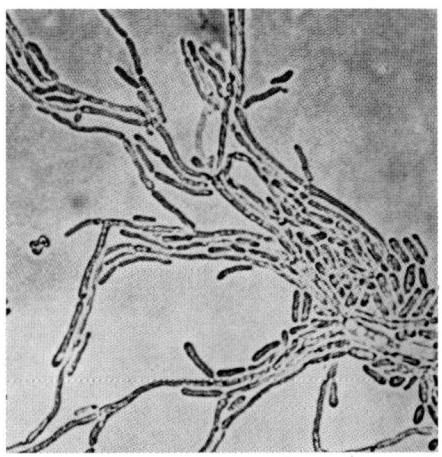

Abb. 6: Pseudomyzel aus langgestreckten Blastosporen von Candida kefyr auf Reisagar

Zur richtigen Identifizierung erforderlich sind die Befunde der biochemischen Untersuchungen, insbesondere Zuckervergärung sowie Zucker- und Stickstoff-Assimilation.

MYKOSEN
ANTI-PILZ-DIÄT
Hans Rieth

Mischinfektionen erkennen

Bei unerklärlichen, oft wiederkehrenden Pilzinfektionen des weiblichen Genitales (rezidivierende Vaginalmykosen) ist zu untersuchen, ob der Darm von der gleichen Pilzart befallen ist. Meist handelt es sich zwar um Candida albicans, doch sind Mischinfektionen häufiger, als in Statistiken zum Ausdruck kommt.

Candida glabrata

In Begleitung von Candida albicans oder auch allein wird häufig eine Hefe nachgewiesen, die ebenfalls über pathogene Fähigkeiten verfügt. Früher wurde diese Hefe als Torulopsis glabrata bezeichnet. Seit mehreren Jahren sind die Torulopsis-Arten in die Gattung Candida eingegliedert, so daß der korrekte Name nunmehr Candida glabrata lautet.
Die Kultur wächst cremeartig, glatt, etwas glänzend und ohne Ausläufer am Rande **(Abb. 7)**. Mischinfektionen durch diese beiden Hefen sind schwer erkennbar.

In der Kultur mit Originalmaterial gibt die Größe der einzelnen Kolonien keinen sicheren Hinweis, ob eine Mischinfektion vorliegt oder nicht.
Candida glabrata kann Glukose assimilieren und vergären, auch bei Vorkommen im Darm. Bei der Gärung entstehen Gärungsgase und Alkohol. Dadurch kann sich ein vieldeutiges Krankheitsbild entwickeln. Die Beschwerden sind meist nicht so ausgeprägt wie bei Infektionen durch Candida albicans, aber sehr viel hartnäckiger.
Demzufolge kann die Eliminierung von Candida glabrata schwieriger sein als die von Candida albicans. Auch hier ist die Kombination von antimykotischer Therapie und Anti-Pilz-Diät für eine rasche Beseitigung der Pilznester angezeigt.

Candida parapsilosis

Zu den pathogenen Candida-Arten gehört auch Candida parapsilosis **(Abb. 8),** die nicht nur am Fuß Nagelmykosen verursachen oder mitverursachen kann, sondern auch gelegentlich im Verdauungstrakt angetroffen wird.

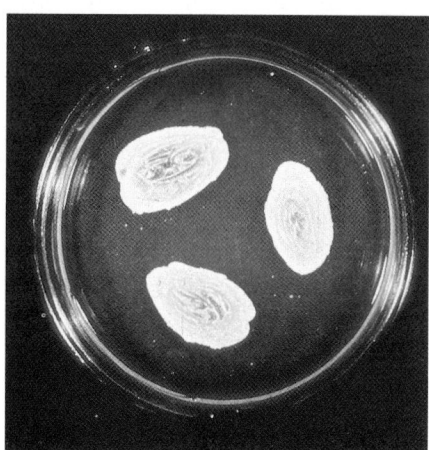

Abb. 7: Drei Kolonien von Candida glabrata auf Kimmig-Agar

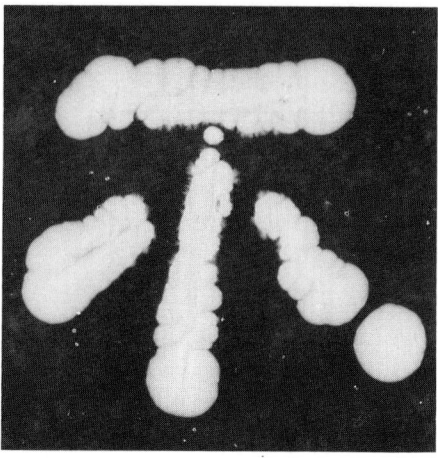

Abb. 8: Reinkultur von Candida parapsilosis, einer Hefe, die Krankheiten verursachen kann

MYKOSEN
ANTI-PILZ-DIÄT

Hans Rieth

Toleranz hat Grenzen

Der gesunde Mensch mit ungestörten Abwehrfunktionen hat die Fähigkeit, lebende Pilzzellen nach Eindringen in die Lymph- und Blutbahn abzutöten und dann abzubauen. Handelt es sich um Pilze ohne humanpathogene Eigenschaften, dann funktioniert dieser Abwehrmechanismus in ähnlicher Weise wie bei Stärkekörnern, die in ungelöstem Zustand via Persorption (d.h. passiver Durchtritt durch die unverletzte Schleimhaut des Darmes) ebenfalls in Lymph- und Blutbahn gelangen können.

Nicht abgetötete Pilze zirkulieren in der Blutbahn – Hefepilze in Form von Sproßzellen. Wenn es viele sind, kann man sie in Blutstropfen nachweisen **(Abb. 9)**.

Handelt es sich um humanpathogene Hefen, d.h. Hefen, die für den Menschen schädlich sind, dann können auch diese solange in der Blutbahn zirkulieren, also zeitweilig toleriert werden, bis sie von der humoralen Abwehr erfaßt werden. Aber ...

Toleranzgrenze

Kommt aus dem Darm ständig weiter Nachschub an Pilzen oder vermehren sich Hefen bei hohem Blutzuckergehalt sehr üppig, dann kann die Abwehr diese zu große Menge nicht mehr vollständig vernichten. Pilzzellen oder Pilzklümpchen bleiben in den Kapillaren hängen, einzelne Sproßzellen oder Hefefäden gelangen durch die Blutgefäßwand in das umgebende Gewebe **(Abb. 10)**. So entsteht die Organmykose.

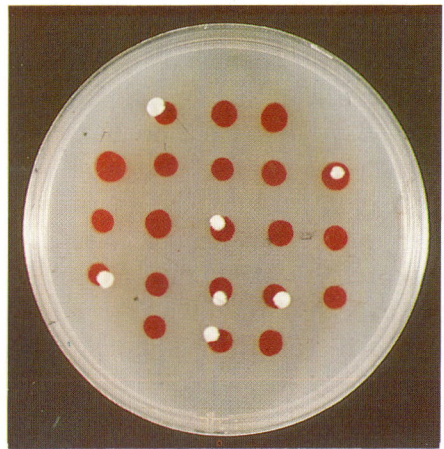

Abb. 9: Candida-albicans-Kolonien in Blutstropfen

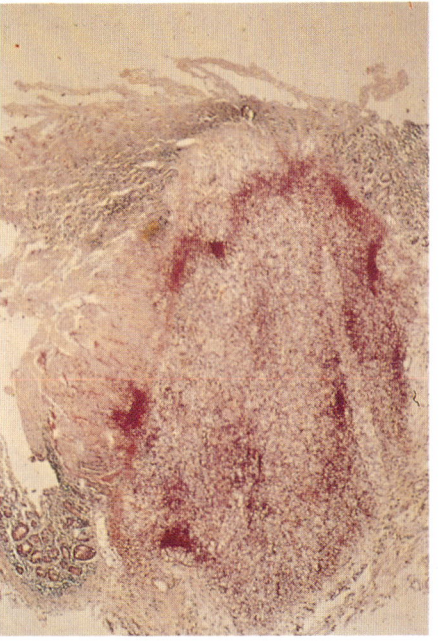

Abb. 10: Kapillarembolien durch Candida albicans in der Darmwand

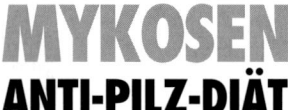

Hans Rieth

Organmykose per Persorption

Wenn es – aus verschiedenen Gründen – zu einer Überwucherung des Darmtraktes mit fakultativ pathogenen Hefen kommt, besteht die Gefahr, daß diese Krankheitserreger persorbiert werden und über Lymph- und Blutbahn in innere Organe gelangen – Niere, Hirn, Herz, Leber, Auge und so weiter – und dort Organmykosen verursachen. Eine intestinale Mykose bzw. ein sichtbarer Soorbelag (Belag mit Candida-Pilzen) braucht dabei nicht zu bestehen. Es reicht völlig aus, daß – vor allem zwischen den Darmzotten – Reservoire dieser Hefen unbeachtet bleiben oder sogar bagatellisiert werden.

Sekundärtod durch Hefen

Schwerkranke, immungeschwächte Patienten laufen Tag für Tag Gefahr, von sogenannten opportunistischen Pilzen zusätzlich geschädigt zu werden. Sekundäre Mykosen, die im Verlauf schwerer Krankheiten auftreten, sind ausgesprochen lebensgefährlich.
Über Nacht kann aus einer scheinbar völlig harmlosen Pilzkolonisation im Darm eine lebensvernichtende Pilzsepsis entstehen.

Neugeborene, vor allem Frühgeborene, und ältere Menschen, deren Abwehrmechanismen noch nicht ausgereift bzw. defekt sind, müssen vor diesen im Darm lauernden potentiell thanatogenen (todbringenden) Pilzen geschützt werden.

Schicksal oder vermeidbar?

Es ist eine Frage der Verantwortung, ob man frühzeitig den Pilzbefall im Darm ernst nimmt oder bagatellisiert, ob man sofort, wenn antibakterielle Antibiotika gegeben werden, die Darmpilze bekämpft oder abwartet, ob das Schicksal zuschlägt. Will man die durch Persorption entstehenden Organmykosen verhüten, dann muß eine frühzeitige und konsequente Beseitigung der Hefepilzkolonien einsetzen – und zwar mit Hilfe antimykotischer Medikamente (z.B. Adiclair oder Candida-Lokalicid) und der Anti-Pilz-Diät.
Wie die Anti-Pilz-Diät dazu beitragen kann, den mit Recht gefürchteten Pilzbefall innerer Organe zu vermeiden – darauf soll in diesem Buch genauer eingegangen werden.

MYKOSEN
ANTI-PILZ-DIÄT

Hans Rieth

Überholte Thesen

Wenn in einer Ärztezeitschrift im Jahre 1990 noch zu lesen steht: „…Candida-Nachweis im Stuhl immunkompetenter Patienten eine überflüssige und nur kostenverursachende Untersuchung", dann wird damit Patienten geschadet, bei denen rezidivierende Mykosen vom Darm ausgehen. Zudem werden die Ärzte, die mykologische Untersuchungen erlernt haben und durchführen, in Mißkredit gebracht. Immer noch hört und liest man, Candida albicans oder verwandte krankmachende Pilze in der Mundhöhle und im Darm seien „normal". Daß an diesen Pilzen pro Jahr in Deutschland etwa 10.000 Patienten elend sterben, führt bisher nur bei Einsichtigen zum Umdenken. Wenn Würmer im Darm des Menschen leben, hält dies ja auch kein Arzt für eine „normale" Wurmfauna, selbst wenn große Bevölkerungsgruppen total verwurmt sind.

„Fußpilz" innen

Auch in der Öffentlichkeit sind die Pilze im Inneren des Menschen zu wenig bekannt. Allzusehr ist man auf „den Fußpilz" fixiert. Freilich ist es fatal, wenn ein Fußpilz als falscher Freund in feuchten Falten am Fuß Fuß faßt, man muß aber auch den potentiell pathogenen Pilzen den Kampf ansagen, um prekäre Party-Ping-Pong-Pilzinfektionen zu stoppen.

Neue Hoffnung auf Genesung

Bei kritischer Bewertung der chronischen Verlaufsformen sekundärer Mykosen stehen die disponierenden und prädisponierenden Faktoren mit Recht immer wieder im Mittelpunkt des Interesses. Wenn es gelingt, diese Faktoren auszuschalten, ist die Hoffnung auf baldige Ausheilung der Pilzinfektion berechtigt. Was aber tun, wenn die Krankheitsfakten sich als nicht zu beseitigende Faktoren erweisen?
Ist dies ein Grund, hoffnungslos zu resignieren, das Vertrauen in die moderne Medizin zu verlieren? Liest man nicht ständig von den Großtaten der Medizin? Und gegen die kleinen Pilze ist man machtlos? Wie reimt sich das zusammen? Waren vielleicht falsche Hoffnungen geweckt worden? Hatte jemand zuviel versprochen oder erwartet?
Muß man all seine Hoffnung begraben?

Nicht verzagen!

Niemand, der pilzinfiziert ist, muß aufgeben. Die medizinische Mykologie gewinnt an Bedeutung und Kenntnisse auf dem Gebiet der praktischen Mykologie nehmen rasant zu. Vor allem die mykologische Diagnostik, die richtige Erkennung der verschiedenen Pilze, wird in mykologischen Seminaren erlernt.

MYKOSEN
ANTI-PILZ-DIÄT
Hans Rieth

Gärhefen im Darm – Alarm!

Wenn es im Darm kullert, dann können diese Gasblasen Produkte von Darmgärungen sein. Nicht nur der Hefepilz Candida albicans kann im Darm Zucker – und zwar hauptsächlich Traubenzucker und Malzzucker – in minderwertigen oder sogar giftigen Alkohol, sogenannten Fusel, verwandeln. Auch andere Arten sind dazu fähig: Candida glabrata vergärt Traubenzucker, Candida tropicalis vergärt neben Trauben- und Malzzucker zusätzlich noch Rohr- und Rübenzucker (Galaktose und Saccharose) zu Alkohol und Kohlendioxid.
Was sagt dazu die Leber?
Die Leberwerte könnten es verraten…
„Ich bin doch keine Alkoholikerin, aber mein Arzt glaubt es mir nicht", schrieb eine Patientin, deren pathologische Leberwerte als alkoholbedingt aufgefaßt wurden. War vielleicht die Eigenproduktion von minderwertigem Alkohol durch Darmgärung schuld daran?
Weitere Hinweise auf eine Mykose des Verdauungstraktes sind weiche, klebrige, ungeformte Stühle – häufig leiden die Patienten sowohl unter Durchfall als auch unter Verstopfung –, Blähungen, klinisch nicht erklärbare Heißhungerattacken auf Süßes, Alkoholunverträglichkeit sowie ein permanenter Zink- und Eisenmangel.

Verzicht macht frei

Wer auf Zucker bzw. zuckerhaltige Speisen verzichtet, die Anti-Pilz-Diät gewissenhaft durchführt und ein rein lokal wirkendes, nicht resorbierbares pilztötendes (antimykotisches) Mittel wie Nystatin (z.B. Adiclair oder Candida-Lokalicid) einnimmt, der wird seine Schmarotzerpilze los, er wird frei von ihnen. Und siehe da! Die Umstellung auf „zuckerfrei" schafft ein allgemein befreiendes Gefühl auch im Leib. Das Völlegefühl verschwindet, unangenehmer Druck gegen das Zwerchfell hört auf, die „Luft im Bauch" wird weniger, weil die Darmgärung allmählich behoben wird.
Wer bereit ist, seinen pathogenen Pilzen Paroli zu bieten, wird mit der Kombination „Antimykotische Therapie + Anti-Pilz-Diät" spürbare und sichtbare Erfolge erleben.
Auch die, die die, die die Diät durchführen, nur nachahmen, profitieren davon und haben ihr Erfolgserlebnis.

Erfolge erleben

Gemeinsame Erfolgserlebnisse erfreuen, motivieren und festigen das Vertrauensverhältnis zwischen dem ratsuchenden Patienten und den ratgebenden Ärzten, die sich in Sachen Anti-Pilz-Diät besonders gut auskennen und sie deshalb empfehlen.

MYKOSEN
ANTI-PILZ-DIÄT

Hans Rieth

Genitalpilze und Diabetes

Der Slogan **„Mykosen als Signal für Diabetes"** hat dazu beigetragen, die eine oder andere prädiabetische Stoffwechsellage frühzeitig zu erkennen.

Da vor allem Hefepilze auf Zucker, insbesondere Glukose, als Kohlenstoffquelle angewiesen sind, ist jeder höhere Zuckergehalt des Gewebes eine Einladung auch an Hefen mit pathogenen Fähigkeiten, sich daran gütlich zu tun und Nachkommen zu erzeugen.

Vulvovaginitis candidosa

Bei diabetischen Frauen ist die Vulva zusammen mit der Vagina häufiger von Hefepilzen befallen, als vermutet wird. Im Vaginalsekret **(Abb. 11)** sind die Pilze sowohl mikroskopisch als auch in Kultur leicht nachzuweisen. Sind Mund und Darm ebenfalls infiziert, dann ist die Anti-Pilz-Diät eine wertvolle Unterstützung der Therapie.

Balanitis candidosa

Zucker im Urin ist ein wesentlicher Grund dafür, daß männliche Diabetiker häufiger an Balanitis oder Balanoposthitis erkranken als Nichtdiabetiker **(Abb. 12)**.

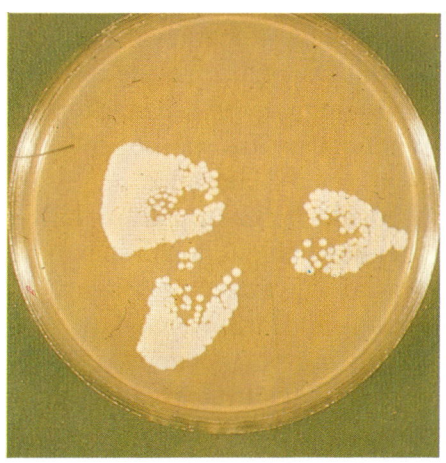

Abb. 12: Abklatschkultur vom Penis mit Kolonien von Candida albicans

Wenn infolge verbesserter Einstellung des Diabetes der Urin zuckerfrei wird, verschwinden die Hefen zwar nicht von selbst, die Heilungsaussichten der genitalen Mykose verbessern sich aber zusehends.

Für Diabetiker ist es wichtig, zu wissen, daß Fruchtzucker (Fruktose), z.B. in Diät-Konfitüre, das Pilzwachstum genauso fördert wie Traubenzucker.

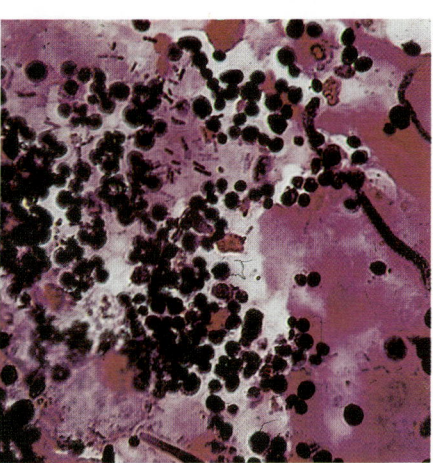

Abb. 11: Vaginalsekret mit zahlreichen Sproßzellen und Pilzfäden

Pilze in den Harnwegen

Irrigerweise wird noch immer oft behauptet, Pilze in der Mundhöhle, im Magen und im Darm seien dort ständig anwesend. Dies sei ganz normal. Jeder Mensch sei sowieso, meist schon von Geburt an, mit Darmpilzen besiedelt. Nur wenn Immunschwäche bestehe, würden die Pilze „pathogen". Sonst seien sie harmlos. Wer jedoch Pilze mit krankmachenden Fähigkeiten in seinen Verdauungswegen zwischen Mund und Darmausgang für „ganz" normal hält und sie gut ernährt, der läuft Gefahr, daß diese in die Blutbahn gelangen und damit auch in die Nierenrinde. Hefesproßzellen zwängen sich durch die Kapillarwand und geraten so in den Urin, wo man sie nachweisen kann **(Abb. 13)**. Handelt es sich bei dem Krankheitserreger um Candida albicans, dann sollte auf alle Fälle auch der Stuhl auf pathogene Hefen untersucht werden und – bei positivem Nachweis – der Verdauungstrakt mit antimykotischen Mitteln wie Nystatin (z.B. Adiclair oder Candida-Lokalicid) saniert werden. Die Anti-Pilz-Diät ist dabei unverzichtbar.

Perlèche durch Hefepilze

Wenn trotz konsequenter Pilzbekämpfung im Darm und in der Mundhöhle einschließlich sorgfältiger Anti-Pilz-Diät kulturell immer wieder Candida albicans sicher nachgewiesen wird, dann sind bei der Herdsuche unbedingt auch die Mundwinkel auf Pilzbefall zu untersuchen. Dort können sich Pilznester befinden, vor allem in den Haarfollikeln **(Abb. 14)**.

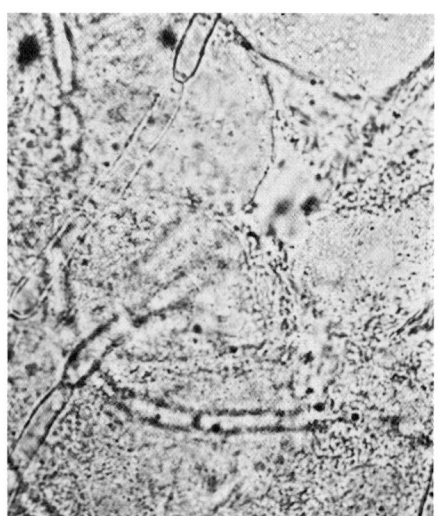

Abb. 13: Pseudofäden von Candida albicans im Urinsediment

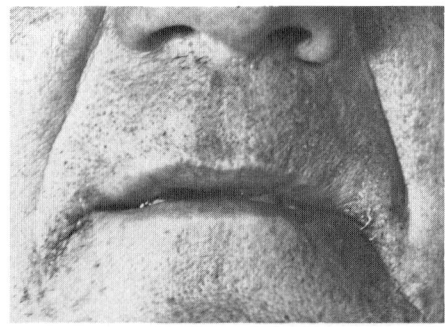

Abb. 14: Pilzbefall beider Mundwinkel (Perlèche genannt) bei einem 57jährigen Mann. Kulturell Candida albicans nachgewiesen

MYKOSEN
ANTI-PILZ-DIÄT
Hans Rieth

Pilzbefallenes Haar

In alten Schriften wurde früher bezweifelt, daß Candida albicans tatsächlich auch den Haarfollikel befällt. Seitdem jedoch Laboratorien Candida albicans sicher identifizieren können, sind die Zweifel ausgeräumt **(Abb. 15)**.

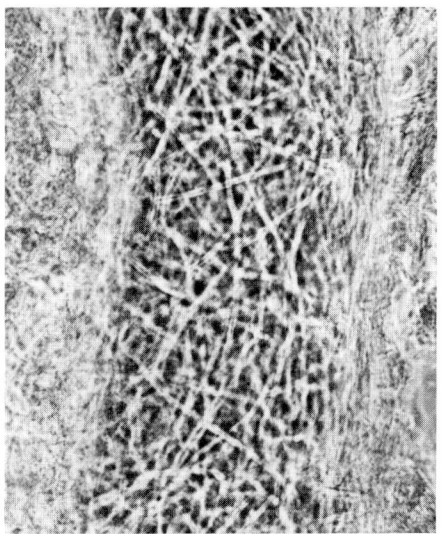

Abb. 16: Echte Pilzfäden von Candida albicans, dem häufigsten Darmpilz, umspannen einen Haarschaft

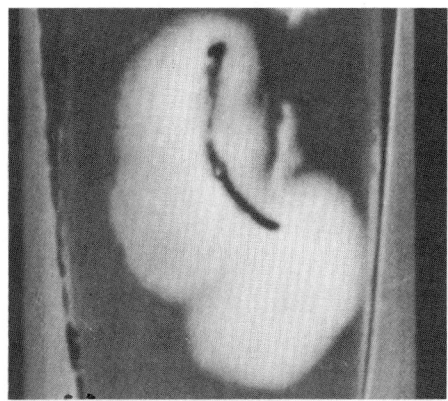

Abb. 15: Hefewachstum aus einem Barthaar auf Kimmig-Agar

Darmpilz am Haarschaft

Die Sproßzellen von Candida albicans können sich zu Pseudofäden und sogar zu echten, septierten Fäden entwickeln, wenn sich die Gelegenheit dazu bietet, z.B. in Hautschuppen oder in inneren Organen.

Ein von diesen Hefefäden umsponnenes Haar sieht aus wie der Kokon einer Seidenraupe **(Abb. 16)**.

Die Infektion geht meist vom Verdauungstrakt aus. Um den Nachschub aus dem Darm zu stoppen, ist die Anti-Pilz-Diät neben der Verordnung nicht resorbierbarer Antimykotika wie Nystatin (z.B. Adiclair oder Candida-Lokalicid) sehr zu empfehlen.

MYKOSEN
ANTI-PILZ-DIÄT

Hans Rieth

Pilz im Auge, Pilz am Zahn

Die Tatsache, daß sich einige Pilze, deren „natürlicher Standort" – wie man oft, auch in medizinischen Publikationen, lesen oder hören kann – der menschliche Darm sein soll, auf die Wanderschaft machen und verschiedene Organe befallen, wird eines Tages zum Allgemeinwissen gehören. Heutzutage klingt es noch wie Ironie, wenn gesagt wird, der Fußpilz wird zum Speichelpilz, zum Darmpilz, zum Lungenpilz, zum Genitalpilz, zum Ohrpilz, zum Gehirnpilz – fehlt noch was? Unkenntnis kann leicht „ins Auge gehen" – und Candida albicans auch.

Retinitis candidosa

Auf dem Blutwege gelangen die Sproßzellen von Candida albicans – denen man oft gar zu gerne die Pathogenität absprechen will – in die Netzhaut des Auges, bleiben in den Kapillaren hängen, verklumpen, wachsen – nun auch mit Hilfe langgestreckter Sproßzellen, die man als Pseudomyzel bezeichnet – aus der Blutgefäßwand heraus und bilden Herde, die man mit dem Augenspiegel in der Netzhaut erkennen kann **(Abb. 17)**.
Auch weitere Teile des Auges können von pathogenen Hefen – und auch von Schimmelpilzen – befallen werden.
Solange „nur" die Retina befallen ist, kann die Mykose – unter Narbenbildung – wieder ausheilen. Es kommt dann zu Gesichtsfeldausfällen, d.h. zu einer anhaltenden Verdunkelung an einer umschriebenen Stelle des Gesichtsfeldes. Dies ist der Teil des Raums, der mit unbewegtem Auge sichtbar ist.
In schweren Fällen ist das Auge verloren.

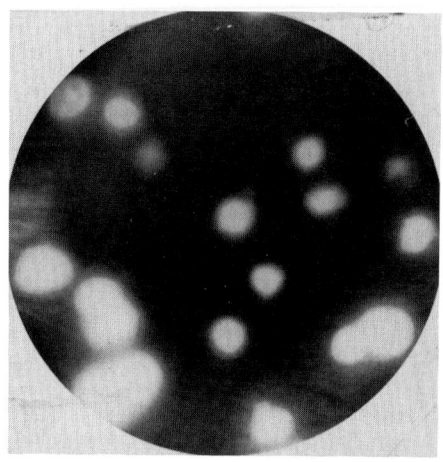

Abb. 17: Candida-albicans-Herde in der Netzhaut des Auges

Gingivitis mycotica

Meist sind es Hefepilze, allen voran Candida albicans, die sich in den Schlupfwinkeln zwischen Zahn und Zahnfleisch festsetzen. Einer konsequenten Beseitigung dieser potentiellen Krankheitserreger steht wiederum die Auffassung entgegen, auch Hefen mit pathogenen Fähigkeiten gehörten zur „normalen" Mundflora. Diese Auffassung ist aber genauso falsch, als wollte man Madenwürmer, Hakenwürmer und anderes Gewürm zur „normalen Darmfauna" hochstilisieren.

MYKOSEN
ANTI-PILZ-DIÄT
Hans Rieth

Karies und Candida

Altbekannt ist, daß Zucker die Entstehung und Verschlimmerung von Zahnkaries fördert, wobei Bakterien, insbesondere Streptococcus mutans, eine führende Rolle spielen.
Neu ist dagegen, daß Candida albicans auch in das Kariesgeschehen eingreift; nicht verwunderlich, wenn man bedenkt, in welch hohem Maße Zucker die Vermehrung von Candida albicans fördert.

Keine Candida, keine Karies

Kleinkinder, die keine Karies hatten, waren auch frei von Candida albicans und ihren engen Verwandten. Andererseits fehlen aber experimentelle Untersuchungen, die nachweisen, daß Candida albicans **(Abb. 18)** tatsächlich Karies verursachen kann.

Candida albicans im hohlen Zahn

Ein rätselhafter Fall von therapieresistenter Besiedelung der Mundhöhle durch Candida albicans fand eine überraschende Aufklärung, als Einzelbereiche der Mundhöhle getrennt voneinander mykologisch kulturell untersucht wurden.
Ein kariöser Weisheitszahn erwies sich als der zunächst verborgen gebliebene Streuherd. Gezielte Behandlung des hohlen Zahnes mit Nystatin beendete die Streuung.
Eine weitere Hefe, die in der Mundhöhle vorkommt und möglicherweise in das Kariesgeschehen eingreift, ist **Candida tropicalis (Abb. 19).**

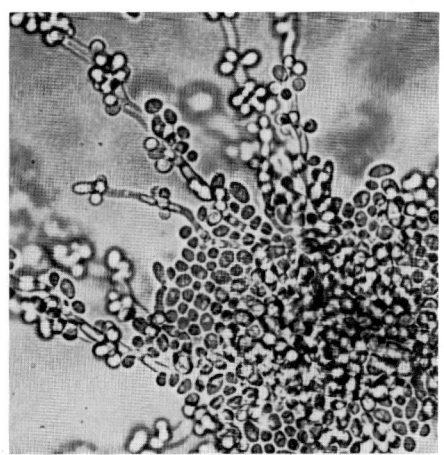

Abb. 19: Mikrokultur von Candida tropicalis auf Reisagar

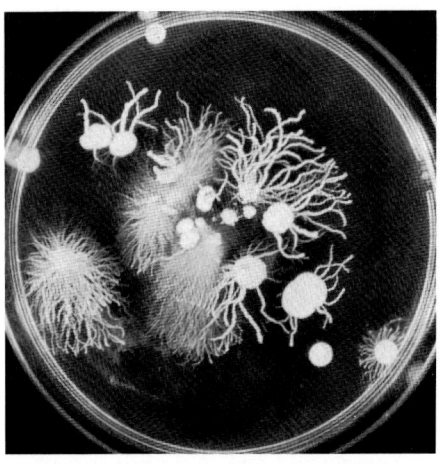

Abb. 18: Reinkultur von Candida albicans mit üppiger Fadenbildung

Im Gegensatz zu Candida albicans kann Candida tropicalis sogar Rohr- und Rübenzucker vergären, ein Gesichtspunkt, der bei der Identifizierung der Art und auch bei der Planung der Anti-Pilz-Diät von Bedeutung ist.

MYKOSEN
ANTI-PILZ-DIÄT

Hans Rieth

Pilze an Zahnprothesen

Zunächst einmal ist es ganz normal, daß Käsepilze, Wurstpilze, Weinhefen oder Bierhefen als Bestandteil der Nahrung auch an Zahnprothesen gelangen und dort eine Weile haften, bis sie verschluckt oder ausgespült werden.

In Anbetracht des hohen Verseuchungsgrades der Bevölkerung mit Candida albicans, Candida glabrata und einigen weiteren pathogenen Hefen ist damit zu rechnen, daß auch diese Pilze mit pathogenen Fähigkeiten an Zahnprothesen hängenbleiben und dort stören.

Besonders zwischen Gaumen und Zahnprothese können sich diese Hefepilze stark vermehren, wenn zuckerhaltige Speisereste nicht entfernt werden.

Druckstellen

Die bekannten Druckstellen bilden sich vor allem dann, wenn Hefenester sich üppig vermehren, wenn durch Pilzantigene zunächst allergische Reaktionen ausgelöst werden und es dann zum invasiven Wachstum der Pilze kommt. Entzündungen am Gaumen sind die Folge. In diesen Fällen müssen unbedingt Abstriche auf pathogene Hefen untersucht werden.

Pilznachweise durch Abklatschkultur

Die Zahnprothese kann man direkt auf einen Pilznährboden drücken und einige Tage bei Zimmertemperatur oder auch im Brutschrank bei 37°C bebrüten **(Abb. 20)**.

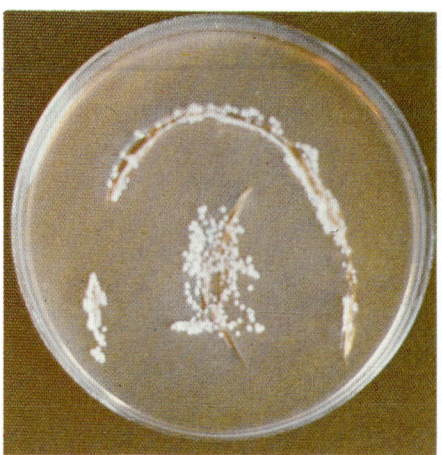

Abb. 20: Abklatschkultur einer Zahnprothese mit dicht stehenden Hefekolonien

Zahnbürsten mit Hefepilzen

Zahnbürsten sind erwiesenermaßen an ständig wiederkehrenden Pilzinfektionen der Mundhöhle beteiligt. Deshalb ist es dringend zu empfehlen, die Zahnbürsten stets über Nacht in ein Desinfektionsmittel zu stellen.

Perfekte Mundhygiene

Gerade bei zunehmendem Alter, vor allem dann, wenn die dritten Zähne einer besonderen Pflege bedürfen, ist mehrmals täglich der Mund mit einer antimykotischen Suspension (z.B. Adiclair- oder Candida-Lokalicid-Suspension) zu spülen, um der Entwicklung von Pilzkolonien vorzubeugen.

MYKOSEN
ANTI-PILZ-DIÄT
Hans Rieth

Darmpilz im Fingernagel

Die aus der Botanik übernommene Einteilung der Mikropilze in Fadenpilze und Sproßpilze verführt in der Medizin immer wieder zu Fehldiagnosen, weil aus dem Nachweis von Pilzfäden die Diagnose „Fadenpilz" gestellt wird.

Oftmals werden Pilzfäden im Fingernagel **(Abb. 21)** mikroskopisch nicht als der gleichzeitig im Darm vorkommende Hefepilz (also Sproßpilz) **Candida albicans** erkannt.

Eine Reihe von Hefepilzen ist imstande, in reiner Fadenform – ohne eine einzige Sproßzelle zu produzieren – menschliches Gewebe zu befallen und zu zerstören.

Neurodermitis und Darmhefen

Im Zentrum für Dermatologie und Venerologie der J. W. Goethe-Universität Frankfurt/Main werden seit nunmehr etwa 10 Jahren von Frau Dr. Ingrid Menzel Neurodermitis-Patienten **(Abb. 22)** systematisch auf Hefepilzbefall des Verdauungstraktes untersucht.

Die Hefen werden identifiziert. Beim Nachweis von Candida albicans oder verwandter pathogener Hefen wird diätetisch und durch die Einnahme nicht resorbierbarer Antimykotika wie Nystatin der Pilzbefall bekämpft, und zwar ganz konsequent.

Die Folgen sind sehr eindrucksvoll: Infolge der Reduzierung oder völligen Beseitigung dieser Hefen schlägt die sonst übliche Behandlung der Neurodermitis bei vielen Patienten deutlich besser an.

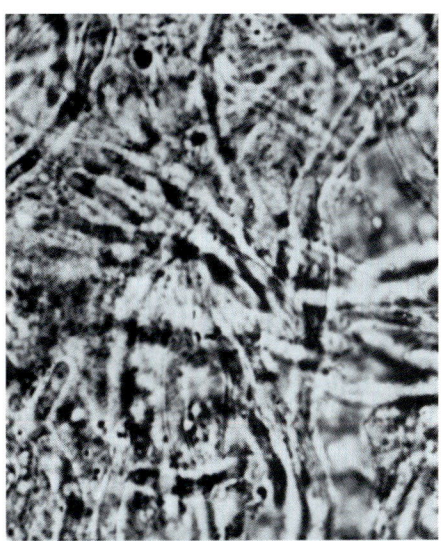

Abb. 21: Echte Pilzfäden von Candida albicans in einer Fingernagelplatte

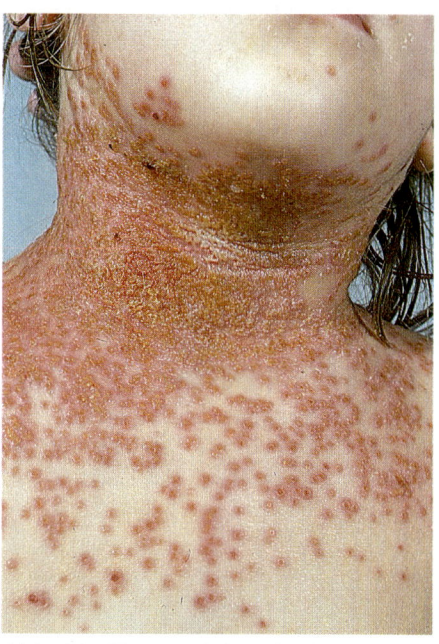

Abb. 22: Ekzema herpeticatum. Typische Komplikationen bei Neurodermitis.

Perianale Dermatitis

Juckreiz im Analbereich und anale Reizerscheinungen sind häufiger, als man gemeinhin annimmt.

Erstaunlich dabei ist, daß erst in jüngster Zeit die Rolle von Candida albicans und anderen pathogenen Hefen ernsthaft untersucht und therapeutisch berücksichtigt wird.

Nur äußerst selten erweckt das klinische Bild den Verdacht, es könne pilzbedingt sein, da in vielen Fällen keine typischen Soorbeläge zu sehen sind **(Abb. 23)**.

Ist bei der perianalen Dermatitis der Verdauungstrakt einschließlich Mund und Rachen von pathogenen Hefen besiedelt, dann muß in jedem Falle eine konsequente Pilzbekämpfung einsetzen, und zwar völlig unabhängig von der Zellzahl, die in einer eingesandten Stuhlprobe ermittelt wird. Indiziert sind vor allem Antimykotika, die oral zugeführt, aber nicht resorbiert werden, die also in den unteren Darmabschnitten in noch ausreichend hoher Konzentration wirken können, wie dies bei Nystatin (z.B. Adiclair oder Candida-Lokalicid) der Fall ist.

Durch die Anti-Pilz-Diät wird darüberhinaus gewährleistet, daß die Antimykotika auch in die feinsten Schlupfwinkel des Zwölffingerdarms und des Dünndarms vordringen können, was die Heilungsaussichten für die perianale Dermatitis erheblich verbessert.

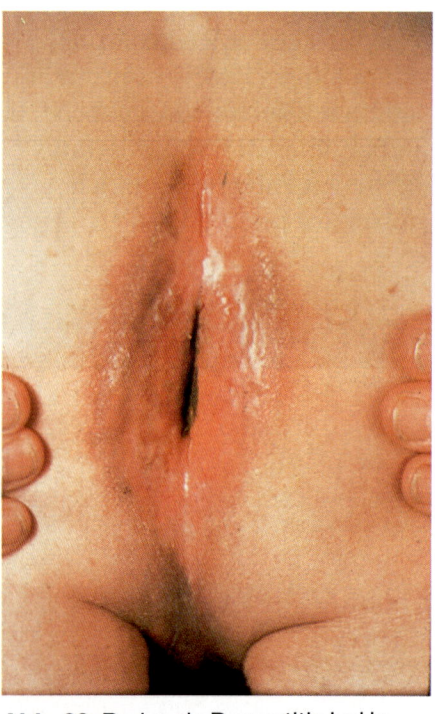

Abb. 23: Perianale Dermatitis bei intestinaler Candidose. Die schmierigen Beläge enthielten Candida albicans

MYKOSEN
ANTI-PILZ-DIÄT
Hans Rieth

Pilze und Allergie

Durch Pilze verursachte allergische Reaktionen gewinnen allmählich an Bedeutung.
Am besten bekannt sind bisher die Id-Reaktionen der Haut. Gelegentlich wird auch eine Vasculitis allergica mit einer Pilzinfektion in Zusammenhang gebracht.
Inwieweit auch Asthma, Rhinitis vasomotorica und andere Krankheitserscheinungen pilzbedingt sind, ohne jedoch eine Mykose zu sein, wird erst in Ansätzen erforscht.

Mykide

Wenn es bei einer chronischen Vaginalmykose, bei einer Überwucherung pathogener Hefen im Darm oder bei einer ausgedehnten Nagelmykose zur Einschleusung von Pilzantigenen kommt, können an der Haut rote Flecken, Knötchen, Bläschen, Pusteln oder feine Schuppungen auftreten, in denen sich zwar keine Pilzzellen nachweisen lassen, die aber dennoch als pilzbedingt aufgefaßt werden.
So findet sich bei Frauen, die an einer genitalen Mykose leiden, eine feine Schuppung über den Augenbrauen, die ganz diskret sein oder sich auch nur durch Juckreiz äußern kann.
Wird sie beobachtet, so ist eine Untersuchung des Vaginalsekretes anzuraten.
Mykide heilen wieder ab, wenn die dafür verantwortlichen Pilzherde durch eine antimykotische Therapie beseitigt werden.
Zudem wird durch konsequenten Einsatz der Anti-Pilz-Diät das Nahrungsangebot für die Pilze geringer und die üppige Vermehrung eingeschränkt.
Die mechanische Ausräumung der Pilzherde mit Hilfe von Pflanzenfasern sorgt zusätzlich dafür, daß weniger Antigene in Lymph- und Blutbahn gelangen, so daß die Abheilung der allergischen Erscheinungen günstig beeinflußt wird.

Schimmelpilz-Allergene

Ähnlich wie die Pollen von Gräsern, Bäumen und anderen Pflanzen befinden sich zeitweilig auch Konidien – die ungeschlechtlichen Sporen – von Schimmelpilzen in der Luft und können allergische Erscheinungen im Respirationstrakt auslösen **(Abb. 24)**.
Es ist denkbar, daß auch nach Verschlucken solcher Konidien im Verdauungstrakt unerwünschte Wirkungen auftreten.
Unbekannte Schimmel sind immer ein Risiko!

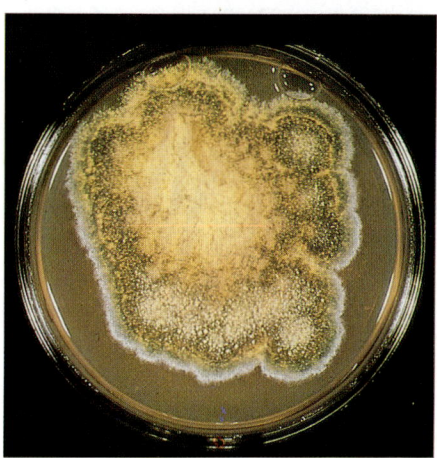

Abb. 24: Reinkultur des Schimmelpilzes Aspergillus amstelodami

MYKOSEN
ANTI-PILZ-DIÄT

Hans Rieth

Pilze in der Schwangerschaft

Die „Pilzfreie Geburt" ist ein Modewort, mehr noch nicht. Leider.

Gesetzt den Fall, ein Neugeborenes hätte ein Recht auf pilzfreie Geburtswege, dann steht die Frage im Raum, ob auch jemand die Pflicht hat, dem werdenden Mensch zu seinem Recht zu verhelfen. Die Geburtswege während der Schwangerschaft auf Pilze zu untersuchen, dies besteht nicht nur darin, die Frage zu stellen, ob Ausfluß vorliegt. Man muß das Vaginalsekret mikroskopisch und kulturell zumindest auf Candida albicans kontrollieren. Von Fall zu Fall, vor allem bei unerklärlichen Rezidiven, sollten auch Mundhöhle und Stuhl auf Candida albicans untersucht werden. Außerdem ist auf Trichomonaden zu achten **(Abb. 25).**

Das Verlangen nach Süßigkeiten kann ein Hinweis sein, daß zukkerliebende Hefepilze danach verlangen. Wie sonst können sie ihre Lieblingsspeise bekommen? Doch nur, wenn der Wirt sich im Sinne seines Gastes, des Pilzparasiten, zweckmäßig verhält, also ihm den Zucker verschafft. Während der Schwangerschaft können sich kleine Mengen von Hefepilzen auf der Haut oder Schleimhaut unauffällig verhalten und keine Beschwerden machen, wenn sie knapp gehalten werden. Deshalb sind einige Tage Anti-Pilz-Diät schon wertvoll, um einer starken Vermehrung der Pilze vorzubeugen.

Gelegentlich muß der Partner ebenfalls auf Candida albicans oder ander Pilze untersucht werden.

Pilze in den Geburtswegen unkontrolliert und unbeachtet zu lassen, ist eine Gefahr nicht nur für das Kind, sondern auch für die Mutter. Deshalb sind die pathogenen Pilze frühzeitig wirksam zu bekämpfen, zumal es mit Nystatin (z.B. Adiclair- oder Candida-Lokalicid-Vaginaltabletten) gelingt, die pathogen Hefen innerhalb von 24 Stunden abzutöten.

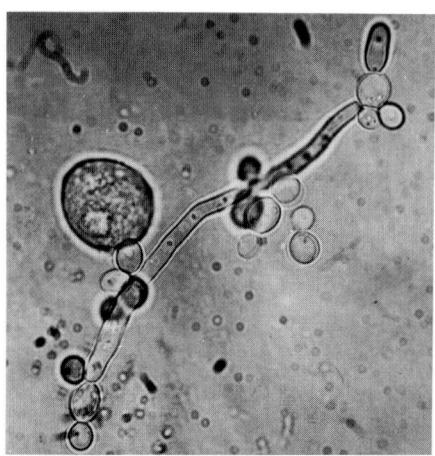

Abb. 25: Große Trichomonade am Pseudomyzel von Candida albicans

MYKOSEN
ANTI-PILZ-DIÄT
Hans Rieth

Mundsoor und Windelsoor

Mundsoor

Hat sich ein Neugeborenes während der Geburt völlig überflüssigerweise – und absolut vermeidbar – mit Pilzen aus der mütterlichen Vagina angesteckt, dann ist – schuldhaft – versäumt worden, die Geburtswege rechtzeitig pilzfrei zu machen.

Seit nunmehr 30 Jahren ist die Formulierung vom „Recht auf pilzfreie Geburt" bekannt. Vorübergehend schien es so, als sei der Durchbruch gelungen. Es war eine Illusion. Bei einer Neuauflage des Mutterpasses ist der Hinweis auf die vaginale Soorprophylaxe nicht mehr vorhanden. Gestrichen. Basta. Also werden sich die Neugeborenen weiter anstecken und von Fall zu Fall Mundsoor entwickeln **(Abb. 26).** Die Nahrungsaufnahme kann im fortgeschrittenen Stadium sehr behindert sein.

Windelsoor

Beim Windelsoor handelt es sich um eine Pilzinfektion im Windelbereich **(Abb. 27),** die gewöhnlich durch das Zusammenwirken mehrerer ursächlicher Faktoren entsteht, wobei die pathogenen Hefen aus dem Darm das infektiöse Agens sind.

Mykotische Herde entstehen sowohl außen herum – die Pilze, meist der Hefepilz Candida albicans, gelangen mit dem infizierten Darminhalt in die Windel und von dort an die zarte Babyhaut – als auch von innen heraus. Hierbei gelangen die lebenden Hefezellen via Persorption durch die unverletzte Schleimhaut der Darmzotten in die Lymph- und Blutbahn, ein Teil von ihnen fließt in die Niere und kann ausgeschieden werden. Ein anderer Teil gelangt in die Blutgefäße der Haut, verstopft Kapillaren, wandert durch die Gefäßwand in das umliegende Gewebe und dringt von innen bis zur Epidermis vor.

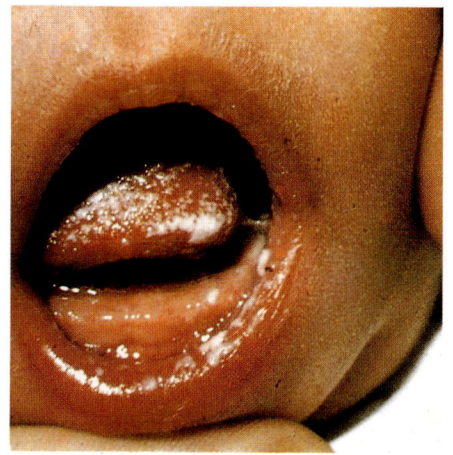

Abb. 26: Soorbeläge auf der Zunge und an der Unterlippe

MYKOSEN
ANTI-PILZ-DIÄT

Therapie des Mund- und Windelsoor

Mundsoor und Windelsoor sind unverzüglich zu behandeln, sobald die Diagnose geklärt ist. Mittel der Wahl sind rasch wirkende Antimykotika wie Nystatin (z.B. Adiclair oder Candida-Lokalicid). Für den Mund gibt es Suspension, für den Windelbereich Salbe. Kortikoide sind fehl am Platz.

Zusätzlich ist eine sofortige Reduzierung der Kohlenhydrate in der Babykost vorzunehmen. Die Behandlung sollte erst nach Negativwerden der mykologischen Kontrollen beendet werden.

Prophylaktische Maßnahmen

Vor der Geburt: Durch mykologische Untersuchung (mikroskopisch und kulturell) sicherstellen, daß das Scheidensekret absolut pilzfrei ist. Wenn nicht, sofort Antimykotika einsetzen und mit der Anti-Pilz-Diät beginnen.
Die Geburtswege müssen absolut pilzfrei sein!
Nach der Geburt: Streng darauf achten, daß kein pilzhaltiger infektiöser Speichel von (oft unwissend) infizierten Erwachsenen in die Mundhöhle des Säuglings gelangt, z.B. durch Küssen, durch gemeinsam benutzte Löffel oder über den Schnuller.

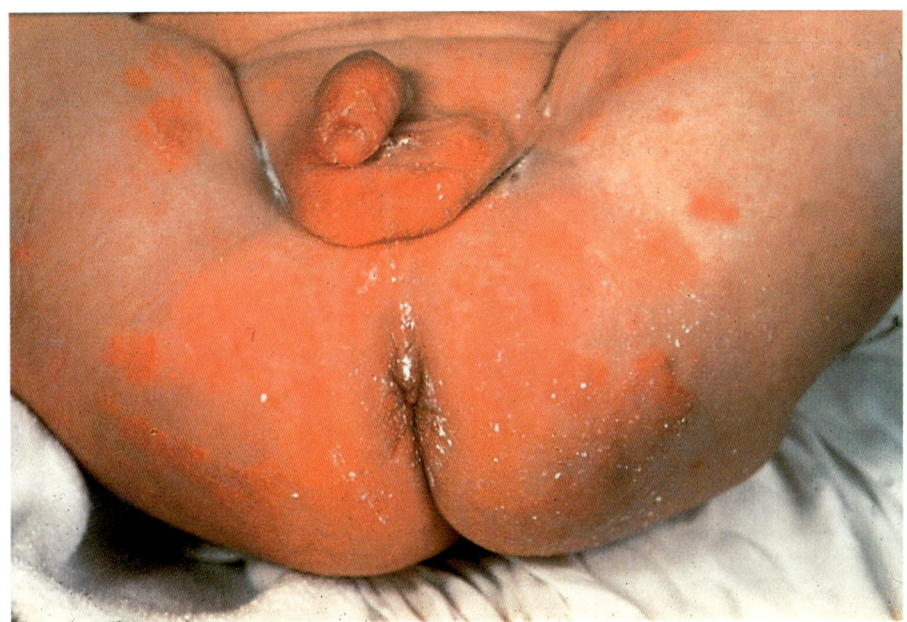

Abb. 27: Durch den Hefepilz Candida albicans verursachte Pilzinfektion im Windelbereich eines Säuglings

MYKOSEN
ANTI-PILZ-DIÄT

Hans Rieth

Hautmykosen bessern sich

Immer wieder wird gefragt, ob auch Pilzerkrankungen der Haut, die sogenannten Hautmykosen, sich unter der Anti-Pilz-Diät bessern.

Es gibt Hautmykosen durch eine Vielzahl verschiedener Pilze **(Abb. 28).** Es kann sich um Dermatophyten, um Hefen oder um Schimmelpilze handeln.

Sind Hefen die Ursache, dann besteht der Verdacht, daß vielleicht auch die Schleimhäute des Verdauungstraktes mit den gleichen Hefen besiedelt sind und daß ein Zusammenhang mit der Hautmykose besteht.

Haut- und Schleimhautmykosen durch Hefen bessern sich erheblich, wenn Zucker und Süssigkeiten der verschiedensten Art stark reduziert werden und gleichzeitig die antimykotische Therapie konsequent durchgeführt wird. Die krankmachenden Hefen im gesamten Verdauungskanal werden sehr rasch abgetötet und ihre üppige Vermehrung gestoppt. Als direkte Folge dessen bessern sich auch die Krankheitserscheinungen an der Haut.

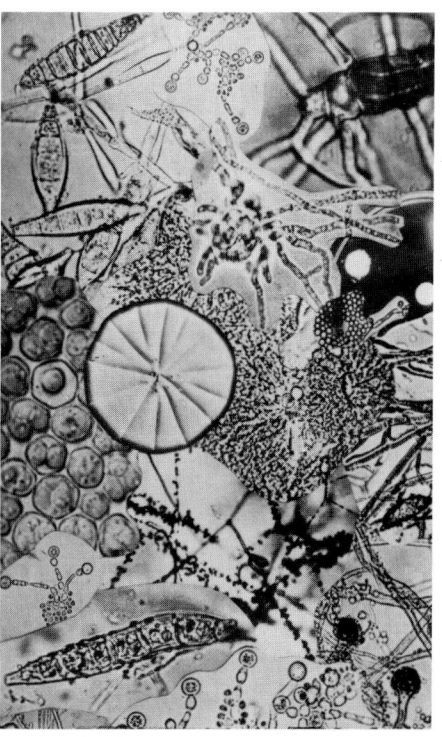

Abb. 28: Strukturen von Dermatophyten, Hefen und Schimmelpilzen

Zuckergehalt der Haut

Je mehr Zucker in der Blutbahn zirkuliert, um so mehr Zucker gelangt auch in die Haut. Dieser erhöhte Zuckergehalt ist mit ein Grund, weshalb Diabetiker in erhöhtem Maße an Hautmykosen erkranken.

Ob Traubenzucker, Fruchtzucker, Rohrzucker, Malzzucker oder Honig, alle diese Zucker werden von Candida albicans und anderen Candida-Arten verwertet. Milchzucker dagegen wird von diesen Hefen weder assimiliert noch vergoren.

MYKOSEN
ANTI-PILZ-DIÄT

Hans Rieth

Rezidiv oder Neuinfektion?

Die hohe Anzahl rezidivierender Dermatomykosen und Genitalmykosen gibt zu denken. Wie ist das möglich?

War der CQ, der Compliance-Quotient vielleicht zu niedrig? Sind die verfügbaren Antimykotika doch nicht so wirksam wie erhofft?

Wie läßt sich denn feststellen, ob es ein Rezidiv ist oder eine Neuinfektion?

Mein Gott, was man alles wissen und bedenken soll!

Gibt es denn bei Pilzinfektionen keine Einmal-Therapie?

Nicht „einmal täglich", sondern überhaupt nur einmal. Eine einzige Spritze, fertig, gesund! Der Traum von dieser Super-Therapie ist bei den rezidivierenden Mykosen noch nicht Wirklichkeit.

Exakte Diagnose

Allzuoft ist das klinische Bild zweideutig oder scheinbar ganz klar, aber dann doch irreführend. Deshalb sind exakte Diagnosen aufgrund mykologischer Laboruntersuchungen unverzichtbar **(Abb. 29)**.

Therapie

Ob Rezidiv oder Neuinfektion, bei gesicherter Diagnose ist es in jedem Falle notwendig, so früh wie möglich und so lange zu behandeln, bis die mykologisch gesicherte Heilung eingetreten ist. Die heute zur Verfügung stehenden Antimykotika mit breitem Wirkungsspektrum, wie Nystatin (z.B. Adiclair oder Candida-Lokalicid) lassen sich in unterschiedlicher Zubereitungsform dem jeweiligen Krankheitsbild so anpassen, daß hohe Wirksamkeit und gute Verträglichkeit zur völligen Abheilung führen können.

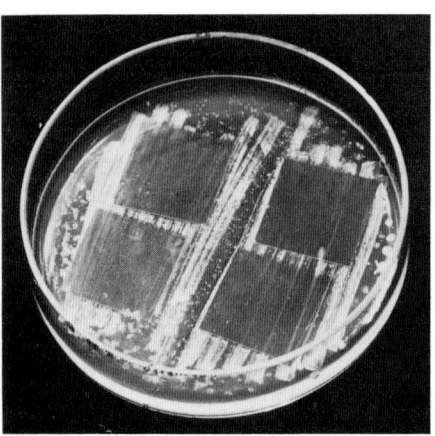

Abb. 29: Typisch beimpfte Reisagarplatte zur mikromorphologischen Untersuchung von Hefen im halbanaeroben Milieu unter Deckgläsern.

MYKOSEN
ANTI-PILZ-DIÄT
Hans Rieth

Für Kranke mit Fieber

Wer mit Fieber im Bett liegt, war und ist abwehrgeschwächt, sonst wäre er ja nicht krank geworden. Fieber ist ein Indikator, daß die vorgeschalteten Abwehrmechanismen nicht ausgereicht haben, um gesund zu bleiben.

Bei einer Reihe von Infektionskrankheiten dient Fieber dazu, die zerbrochene Kette der Abwehr wieder zu schließen. Bei Pilzen, die hohe Temperaturen mit verstärkter Vermehrung beantworten, ist die fieberhafte Erstkrankheit ein Risikofaktor für das Manifestwerden einer Mykose.

Diese Zweitkrankheit zu verhüten ist notwendig und auch möglich. War der Kranke vor Ausbruch des Fiebers schon von fakultativ pathogenen Hefen im Darm besiedelt, dann ist der Ausbruch einer Mykose bereits in die Nähe gerückt, wenn man nur Viren und Bakterien für „Erreger" hält und die Pilze als „normal", „physiologisch", „ubiquitär", „hochgespielt" oder sonstwie abfällig heruntergespielt. Hier wird mit Recht die Frage gestellt, wer die Verantwortung hat für unterlassene vorbeugende Maßnahmen.

Das Argument, die prädisponierenden Faktoren, die Grundkrankheit, die antibakterielle Antibiotikatherapie trägen die Hauptschuld, trügt, denn man kann die fakultativ pathogenen Pilze ja rechtzeitig wirksam bekämpfen.

Ohne Pilz keine Mykose

Die Mykoseprophylaxe besteht aus zwei Schritten:
1. nicht resorbierbare, rein lokalwirksame Antimykotika wie Nystatin (z.B. Adiclair oder Candida-Lokalicid) in ausreichend hoher Dosierung;
2. Strenge Anti-Pilz-Diät, solange Fieber besteht.

Durch den sog. „Säuremantel" oder „Säureschutzmantel" der Haut werden säureempfindliche Bakterien gehemmt, nicht jedoch Pilze. Sie vertragen die Säure der Haut gut, einige Pilze vernichten sogar die Säure, indem sie Alkali bilden.

Die Folge: Der Säuremantel wird durchlöchert, so daß nun der Schutz gegen die Bakterien dahin ist. Essigsäurewaschungen schaffen hier Abhilfe. Lauwarmes Wasser, mit einem Schuß Essig versetzt, ist für den Fieberkranken eine Wohltat.

MYKOSEN
ANTI-PILZ-DIÄT
Hans Rieth

Pilze lieben süße Frauen

Pilze, die die Fähigkeit haben, als Parasiten andere Lebewesen zu besiedeln und in ihren Dienst zu stellen, suchen sich einen Wirt, wo sie es gut haben, der für sie sorgt, ihnen Kost und Logis bietet und ihre Vermehrung sichert.

Hefen, wie alle Pilze, brauchen zum Existieren eine organische Kohlenstoffquelle, da sie kein Chlorophyll haben und daher nicht imstande sind, aus Kohlendioxid und Wasser Kohlenhydrate aufzubauen. Am leichtesten zugänglich ist ihnen dabei der organische Kohlenstoff in Form von Einfachzucker, wie Traubenzucker und Fruchtzucker. Zuckersüße Kost ist das Beste für die Pilze. Wer gern Süßes ißt, Zuckersüßes, ist ein idealer Wirt für Hefepilze, auch für solche, die Krankheiten hervorrufen können.

Gib ihm Zucker!

Wer seinen Pilz liebt, gibt ihm Zucker, Zuckersüßes, vor allem Traubenzucker und Fruchtzucker in Birnen, Pflaumen und Orangen, in Obstsäften, Limonaden und roter Grütze. Der Pilz mit seiner ganzen Brut wird es danken mit üppiger Vermehrung, mit der Produkion von Alkohol und Gasen, mit Blähbauch und Leberbelastung, mit Durchfall und evtl. auch Verstopfung, mit Müdigkeit oder Migräne oder mit oft nicht mehr therapierbaren Organmykosen.

Rezidivierende Mykosen

Wenn Vaginalmykosen oder Nagelmykosen immer wieder auftreten (rezidivieren), ist die Frage nach dem Verzehr süßer Sachen berechtigt. Insbesondere wird der Verbrauch von Obst und Obstsäften kritisch überprüft werden müssen. Denn selbst geringste Mengen von im Darm angesiedelten Pilzzellen vermehren sich unter kohlenhydratreicher, insbesondere süßer Ernährung sehr rasch, mit der Folge erneut auftretender Krankheitserscheinungen.

Nahrung ändern!

Wer krankmachende Pilze, mit denen er sich eingelassen hat und die sich im Verdauungstrakt eingenistet haben, ernsthaft wieder loswerden will, tut gut daran, seine Eßgewohnheiten radikal zu ändern.

Insbesondere in Fällen rezidivierender Mykosen kann eine drastische Änderung der Ernährung neben der antimykotischen Therapie zu einer endgültigen Heilung beitragen.

Dies hat gleichzeitig den Vorteil, daß die oft übersehene, zunächst unauffällige saprophytische Pilzbesiedelung der Mundhöhle und des Magen-Darm-Traktes – als Rezidivquelle für chronische Vaginalmykosen – leichter und wirksamer ausgeschaltet werden kann.

MYKOSEN
ANTI-PILZ-DIÄT

Hans Rieth

Was bedeutet Anti-Pilz-Diät und wie wirkt sie?

Es handelt sich hierbei um eine Diät gegen Pilze, die den Menschen besiedeln, vor allem auf den Schleimhäuten des Verdauungstraktes, und ihn – wie bereits in den vorherigen Abschnitten beschrieben – unter bestimmten Bedingungen krankmachen können, schwer krankmachen können…

Diese Pilze gilt es zu erkennen und zu bekämpfen. Wer krankmachende Pilze, mit denen er sich eingelassen hat und die sich im Verdauungstrakt eingenistet haben, ernsthaft wieder loswerden will, tut gut daran, seine Eßgewohnheiten radikal zu ändern – mit Hilfe der Anti-Pilz-Diät.

4 Millionen Darmzotten

Um Sinn und Zweck der Anti-Pilz-Diät besser zu verstehen, lohnt es sich, der Funktion der Darmzotten etwas Aufmerksamkeit zu schenken.

Im unteren Teil des Zwölffingerdarms (Duodenum), besonders aber im Dünndarm (Ileum) ist die Schleimhaut mit 0,5 bis 1,5 mm langen, fingerförmigen Zotten besetzt, die der Nahrungsaufnahme dienen. Im oberen Teil des Dünndarms sind sie dünner und länger, im unteren Teil kürzer und breiter. Infolge des Besatzes mit rund 4 Millionen Zotten sieht die Oberfläche der Schleimhaut reliefartig aus.

Die Oberfläche der Darmzotten ist von einer einzelligen Epithelschicht überzogen, in der sich Spalten befinden, die sich öffnen und wieder schließen können. Jede Darmzotte besitzt einen zentralen Hohlraum, einen Lymphsinus. Um diesen herum spannt sich ein Netz von Kapillaren, die gelöste Nahrungsbestandteile nach der Passage durch das einzellige Epithel aufnehmen und über die Pfortader in die Leber transportieren. Ungelöste Teilchen, z.B. Stärkekörner und auch lebende Pilzzellen gelangen durch die Zwischenzellspalten nicht in das Kapillarnetz, sondern in den Lymphsinus, von dort in den Hauptlymphgang, den Ductus thoracicus, und schließlich unter dem linken Schlüsselbein in das Venensystem, weiter über rechtes Herz, Lunge, linkes Herz in den großen Kreislauf und damit in alle Organe.

Als Folge mechanischer, chemischer und vom Plexus submucosus ausgehender Reize füllen sich die Blutgefäße, dadurch kommt es zur Erektion der Zotte, rhythmische Pumpbewegungen setzen ein, der Inhalt der angeschwollenen Zotte wird ausgepreßt, in Lymph- und Blutbahn abgeleitet, die Zotte erschlafft wieder bis zum nächsten Reiz.

MYKOSEN
ANTI-PILZ-DIÄT

Zwei Wirkmechanismen sind es, die die Anti-Pilz-Diät zu einem wertvollen Instrument der Pilzbekämpfung im Verdauungstrakt machen:

1. Die üppige Pilzvermehrung wird gestoppt.

Unter besonders günstigen Bedingungen können sich Mikropilze rasant vermehren, innerhalb einer einzigen Nacht sogar mehrfach verdoppeln; entscheidend dafür ist das Nahrungsangebot, vor allem, wenn es reich an verwertbaren Kohlenhydraten ist, wie z.B. Einfachzucker.
Durch Reduzierung des Nahrungsangebotes für diese Pilze wird einer solchen millionenfachen Vermehrung entgegengewirkt. Dies erfordert einige Kenntnisse darüber, wie solche Pilze sich ernähren und vermehren.

2. Die Pilznester werden ausgeräumt.

Zwischen den Zotten des Zwölffingerdarms und des Dünndarms sowie in den Haustren des Dickdarms finden Mikropilze geradezu ideale Standorte und Schlupfwinkel für ihr anfangs saprophytisches, später parasitisches Dasein. Es entstehen dort regelrechte Pilznester aus rundlichen bis ovalen Pilzzellen **(Abb. 30)**.
Eine der Hauptaufgaben der Anti-Pilz-Diät ist es, diese Pilznester durch reichliche Zufuhr von Pflanzenfasern auszuräumen, am besten durch Gemüse und Salate. Diese können – bei Schluckbeschwerden oder flüssiger Ernährung – auch in stark zerkleinerter Form gegeben werden. Mehrmals täglich zugeführt, ist die ausräumende Wirkung von Pflanzenfasern besonders wirkungsvoll. Schon nach wenigen Tagen beginnt die Reduzierung der Pilze.

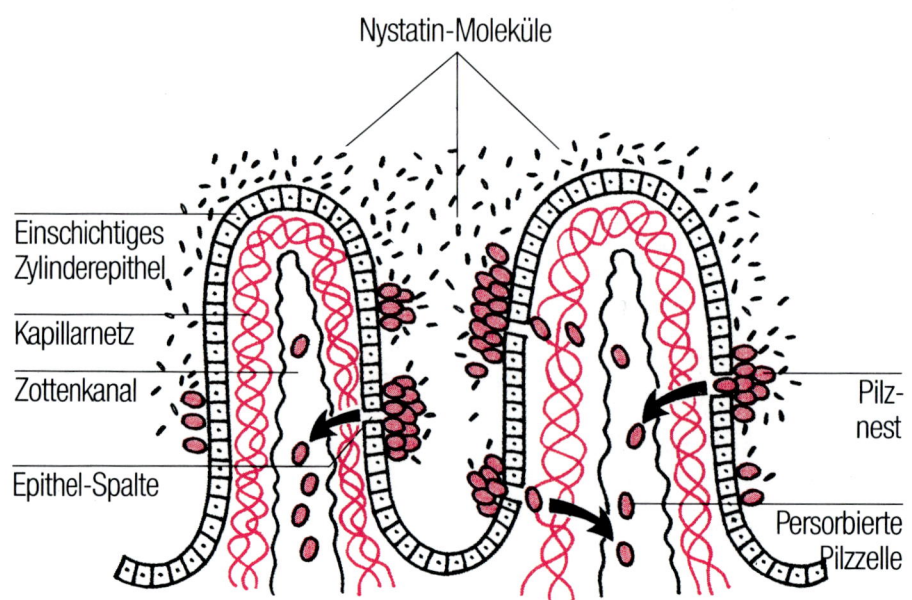

Abb. 30: Schematische Darstellung zweier Zotten aus dem oberen Dünndarm. Die Pfeile zeigen, wie Pilze in den Zottenkanal gelangen.

MYKOSEN
ANTI-PILZ-DIÄT
Hans Rieth

Süßes vermeiden

Ein Grundprinzip der Anti-Pilz-Diät ist das Vermeiden von Zucker bzw. zuckerhaltigen Speisen und Getränken – Hauptnahrungsquelle der (krankmachenden) Pilze und Hauptursache für deren üppige Vermehrung.

Doch begegnen uns die von den Pilzen bevorzugt verstoffwechselten Kohlenhydrate nicht nur in Form zuckersüßer Leckereien wie Schokolade, Konfekt, Bonbons, Konfitüre und dergleichen, sondern sie sind auch in hoher Menge in Weißmehlprodukten und Teigwaren vorhanden. Wer also seinen zucker- bzw. kohlenhydrateliebenden Schmarotzerpilzen im Darm den Garaus machen will, tut gut daran, nicht nur den Verführungen durch tausenderlei Süßigkeiten zu widerstehen, sondern auch auf scheinbar völlig harmlose Produkte wie z.B. helle Brötchen, Toast, Nudeln etc. zu verzichten und seinen Geschmack zeitweise auf zartbitter, physiologisch-salzig und würzig umzustellen.

Schmackhaft und ausgewogen ...

Um die Abwehrkräfte gegen die innere Verpilzung zu steigern, ist eine vielseitige und ausgewogene Ernährung erforderlich, die alle benötigten Aufbau- und Wiederaufbaustoffe enthält, insbesondere auch alle wichtigen Mineralien und Vitamine.

Wenn die Anti-Pilz-Diät richtig verstanden und durchgeführt wird, dann ergibt sich eine ausgewogene Vollwertkost. Alles, was der Mensch so braucht, ist im richtigen Verhältnis darin enthalten. Lediglich das Übermaß an Süßem ist reduziert, und ein Zuwenig an Faserstoffen wird auf das notwendige Maß aufgefüllt.

...vielseitig und maßvoll

In unserer Wohlstandsgesellschaft, die sich mit erhöhten Blutfettwerten herumschlägt, ist eigenartigerweise wenig bekannt, daß Kohlenhydrate – nach reichlicher Zufuhr – in Fett umgewandelt werden.

Aus einem Zuviel an Zucker und anderen Kohlenhydraten entstehen die ach so lästigen Fettpölsterchen – und auch noch immer gerade da, wo man sie nicht gebrauchen kann. Eigentlich kein Wunder: Die Masse macht's. Also: Kohlenhydrate maßvoll verwenden!

Jedes Zuviel davon dient den Pilzen als Nahrung oder wird vom Körper in Fett umgewandelt. Der Reduzierung des Zuckers geht die maßvolle Verwendung von Fetten und Öl parallel. Kohlenhydrate und Fette müssen in einem ausgewogenen Verhältnis zueinander in der Nahrung enthalten sein: „Fett verbrennt im Feuer der Kohlenhydrate". Jedes Zuviel ist schädlich.

Je vielseitiger und abwechselungsreicher die Anti-Pilz-Diät gestaltet wird, umso wirksamer für die Genesung und für die Gesunderhaltung ist sie.

MYKOSEN
ANTI-PILZ-DIÄT

Pilze und Figurprobleme

Die konsequente und drastische Reduzierung der weitverbreiteten Überfütterung mit „Süßem" führt immer zu einer Gewichtsreduzierung.
Nicht nur die Parasiten – die Pilze – nehmen an Gewicht ab, auch der Wirt – der Mensch – verliert Pfunde. Diese „Nebenwirkung" wird fast immer als erfreulich empfunden und hat schon zu der Frage geführt, ob die Anti-Pilz-Diät noch beibehalten werden darf, wenn die Pilze schon verschwunden sind.

Nulldiät für pathogene Pilze

Nimmt der Mensch nur soviel Nahrung auf, wie er tatsächlich braucht, dann bleibt für die parasitischen Hefe- oder Schimmelpilze **(Abb. 31)** nichts übrig.

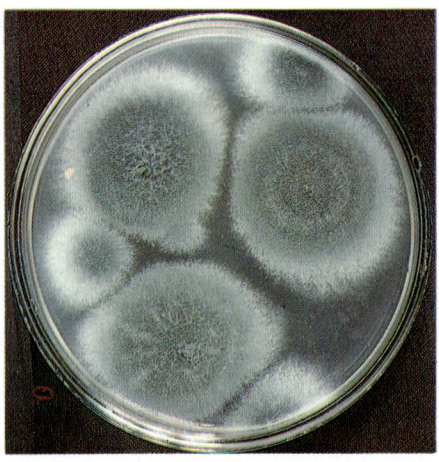

Abb. 31: Aspergillus fumigatus

Wenn Schmalhans Küchenmeister ist, stellen die Pilze ihre üppige Vermehrung ein, mit dem Rest wird die Abwehr des Menschen fertig. Bei Nahrungsentzug bleiben die Sproßzellen der Hefepilze auch kleiner, es stellen sich Schrumpfungserscheinungen ein, ähnlich wie bei Trockenheit; man könnte sagen, die Pilze sehen direkt krank aus und geschwächt. Wird in diesem Stadium ein hefewirksames Antimykotikum eingesetzt, dann erreicht man ein Höchstmaß an Wirkung gegen diese fakultativ pathogenen Schmarotzer.

Milde Form

Wer auf die erneute Ansammlung überflüssiger Pfunde verzichten will, wählt eine milde Form der Anti-Pilz-Diät.
Mild bedeutet: Kleine Mengen an Obst sind wieder erlaubt.
Bei Einladungen ist ein Stück Kuchen akzeptabel. Eiscreme, Schokolade, süße Limonaden aber lieber gar nicht.
Die Rückkehr zu alten Gewohnheiten sollte vermieden werden. Auch bei Kindern ist der Verzicht auf überreiche Ernährung ein Schutz gegen das „Angehen" einer Pilzinfektion und dient gleichzeitig der Entwicklung der doch sehr gern angestrebten Idealfigur.

MYKOSEN
ANTI-PILZ-DIÄT

Hans Rieth

Pilzkiller gefragt!

Pilze abtöten

So wichtig die Anti-Pilz-Diät ist, um die üppige Vermehrung der Pilze auf natürlichem Wege zu stoppen und die Pilznester durch Gemüse und Salat auszuräumen – sie allein reicht nicht aus, um mit pathogenen Hefepilzen fertigzuwerden. Ohne Abtötung der pathogenen Hefepilze ist eine Dauerheilung kaum oder gar nicht zu erreichen.

Nystatin gegen Candida albicans

Bei an Pilzinfektionen erkrankten Menschen, insbesondere bei Schwerkranken, ist es erforderlich, neben einer gewissenhaft durchgeführten Anti-Pilz-Diät die krankmachenden Pilze durch wirksame Arzneien direkt zu bekämpfen.
Ein hochwirksames und sicheres Antimykotikum ist Nystatin, das z.B. in Adiclair oder Candida-Lokalicid enthalten ist. Seit über 40 Jahren ist Nystatin bekannt, seit mehr als 35 Jahren hat es sich in aller Welt bei der Bekämpfung von durch Hefen und Schimmelpilze verursachten Krankheiten bewährt.

Keine Resistenzprobleme

Alle Stämme des Hefepilzes Candida albicans sind nystatinempfindlich **(Abb. 32).**

Es gibt natürlicherweise Unterschiede im Grad der Empfindlichkeit, so daß die Behandlung kürzer oder länger dauert.

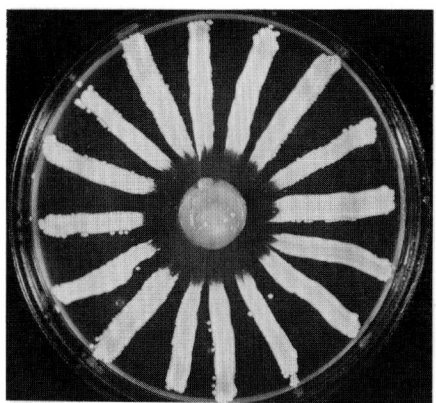

Abb. 32: Gleichmäßiger Hemmhof durch Nystatin (im Zentrum) gegen 16 verschiedene Stämme der Hefe Candida albicans.

Nystatin schont die Darmflora

Nystatin tötet pathogene Hefen, die physiologische Darmflora wird dabei jedoch nicht geschädigt. Wird ein Gemisch aus Candida albicans und Bakterien auf Nystatinwirkung getestet, dann wachsen im Hemmhof keine Pilze, sondern nur Bakterien **(Abb. 33).**

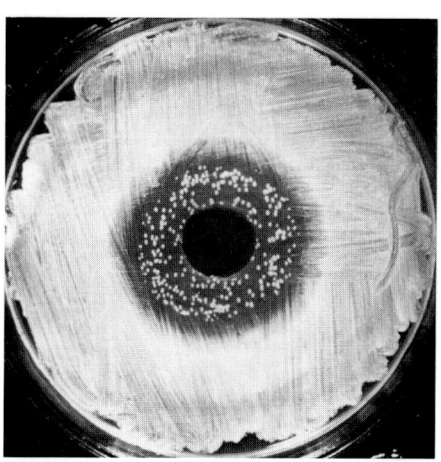

Abb. 33: Nystatin-Lochtest gegen Candida albicans. Im Hemmhof zahlreiche Bakterienkolonien

MYKOSEN
ANTI-PILZ-DIÄT

Wo die Pilze stoppen?

Die Antwort ist einfach: Dort, wo die Pilzinfektion des Verdauungstraktes beginnt – nämlich in der Mundhöhle! Genau dort muß auch mit der Abtötung der Pilze begonnen werden.

Gelangen pathogene Hefen über das Eßgeschirr, mit der Nahrung oder beim Küssen in den Mund und außerdem zuckerhaltige Speisen und Getränke, dann setzt sofort eine püppige Vermehrung dieser Pilze ein.

Dem kann nur wirksam begegnet werden, wenn man die pathogenen Pilze frühzeitig abtötet, beispielsweise durch täglich mehrmaliges Ausspülen der Mundhöhle mit einer Nystatin-Suspension (z.B. Adiclair- oder Candida-Lokalicid-Suspension).

Polyen-Antimykotika

Nicht nur im Mund und Rachen, sondern auch in Speiseröhre, Magen und Darm sind die nicht resorbierbaren Polyen-Antimykotika wie Nystatin (z.B. Adiclair oder Candida-Lokalicid) Mittel der ersten Wahl. Auch für die medikamentöse Pilzbekämpfung auf der Haut erweisen sich diese Präparate als hochwirksame Antimykotika, die pathogene Pilze schrittweise schädigen und schließlich ganz auflösen **(Abb. 34)**.

Antimykotika, die resorbiert werden, sind hingegen wirksam, wenn die Pilze bereits ins Gewebe eingedrungen sind. Sie werden daher zur systemischen Therapie eingesetzt.

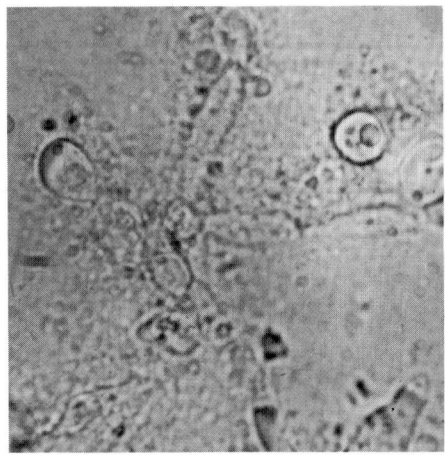

Abb. 34: In totaler Auflösung befindliche Hefepilzzellen

Stärkung des Immunsystems

Durch die Persorption von Candida albicans-Zellen in die Lymph- und Blutbahn werden Immunkräfte gebunden. Werden die Pilznester zwischen den Darmzotten und in anderen Schlupfwinkeln durch ein wirksames antimykotisches Präparat wie Nystatin (z.B. Adiclair oder Candida-Lokalicid) beseitigt, dann hört auch die Beeinträchtigung des Immunsystems auf, so daß andere Infektionen wirksamer bekämpft werden können. Fazit: Die rigorose Entpilzung des Verdauungstraktes ist jedem Verpilzten dringend zu empfehlen.

MYKOSEN
ANTI-PILZ-DIÄT

Hans Rieth

Darmflora und Mykosen

Die gesunde Darmflora besteht aus verschiedenen Bakterien, aber nicht aus Pilzen. Es sei denn, man beruft sich auf Robert Koch, der von Spaltpilzen sprach, weil es dafür den Ausdruck Bakterien noch nicht gab.

Kurz nach der Geburt besiedeln Bakterien nicht nur die äußere, sondern auch die innere Oberfläche – den Darm. Je nach Lebens- und Ernährungsweise ist es ein „Gemisch" aus ca. 400–500 Bakterienarten und -unterarten, das schließlich Darmflora genannt wird.

Jeder Erwachsene trägt an die rund 100 Billionen Keime – zehnmal mehr als die Gesamtzahl der Körperzellen mit sich herum. Diese natürlicherweise im Darm vorkommenden Bakterien bilden eine komplexe ökologische Einheit, eine Art Lebensgemeinschaft, in der sich die unterschiedlichen Bakterienarten in ihrer Funktion ergänzen.

Ungefähr ein Drittel der gesamten Fäzesmasse besteht aus Darmbakterien. Aus Ergebnissen von Stuhluntersuchungen, die ein Verhältnis von anaeroben (sauerstoffempfindlichen) zu aeroben (sauerstofffreundlichen) Bakterien zwischen 100:1 und 1000:1 aufweisen, wurde jahrelang der Schluß gezogen, daß aerobe Bakterien im Darm keine bedeutende Rolle spielen.

Seit einiger Zeit ist aber nachgewiesen, daß diese Zahlenverhältnisse nur für den Koloninhalt, nicht aber für die Darmwand gelten. An der Dickdarmwand siedeln Anaerobier und Aerobier im Verhältnis 1:1 bis 10:1. Auch die Aerobier tragen wesentlich zum Funktionieren der Lebensgemeinschaft bei.

Man weiß heute, daß ein intaktes mikroökologisches Gleichgewicht das Hochwachsen von krankmachenden Hefepilzen wie z.B. Candida albicans nicht zuläßt. Wichtig ist es daher, freie Nischen, die bei der antimykotischen Behandlung durch das Absterben von Pilzzellen im Darmtrakt entstehen, so schnell wie möglich wieder durch physiologische „nützliche" Bakterien wie *Escherichia coli* (Mutaflor) und *Lactobacillus acidophilus* (Paidoflor) zu besetzen. Durch die Wiederherstellung einer stabilen, physiologischen Darmflora wird die Möglichkeit eines Rezidivs stark gesenkt. Als sehr wirksam hat sich die Kombination von Paidoflor und Mutaflor erwiesen, da damit die Sanierung des Dünn- und des Dickdarms abgedeckt ist.

Sanierung der Darmflora

Escherichia coli

Das E.-coli-Bakterium **(Abb. 35)** ist der prominenteste Erstbesiedler des Säuglingsdarms, genauer des Dickdarms. Als wahlweise aerob oder anaerob agierender Mikroorganismus bereitet E. coli das „Milieu" für die nachfolgende Ansiedlung anaerober Keime wie Bifidusbakterien und Bacteroides, indem durch seine Stoffwechselaktivitäten der Sauerstoffgehalt im Dickdarm des Neugeborenen innerhalb kurzer Zeit rapide absinkt und ständig auf diesem Niveau gehalten wird. Antagonistisch wirksame E.-coli-Stämme lassen die Ansiedlung pathogener Keime nicht zu.

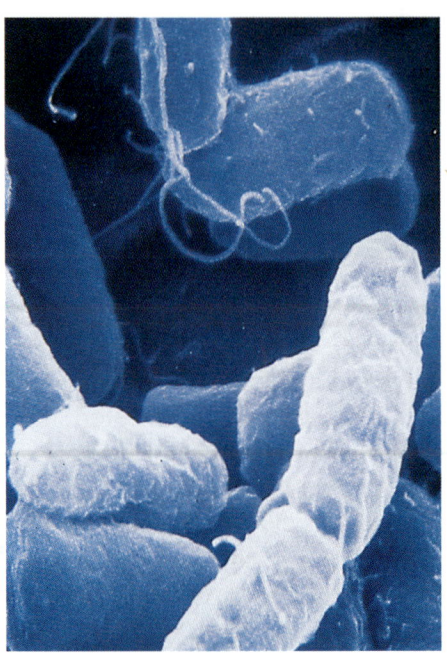

Abb. 35: Escherichia coli

Laktobazillen

Lactobacillus acidophilus **(Abb. 36),** der bekannteste Vertreter der Milchsäure-bildenden Stäbchenbakterien, zählt ebenfalls zu den typischen Erstbesiedlern des Säuglingsdarms. Im Gegensatz zu Escherichia coli bevorzugt er den Dünndarm. Zudem kommt er als sog. Döderlein Flora auch in der Vagina vor.

Aus experimentellen Untersuchungen ist bekannt, daß Lactobacillus acidophilus eine Schutzfunktion auf das Epithel der Darmschleimhaut ausübt.

Da Lactobacillus acidophilus Kohlenhydrate in Milchsäure spaltet, entzieht er den Pilzen ihren wichtigsten Bau und Betriebsstoff.

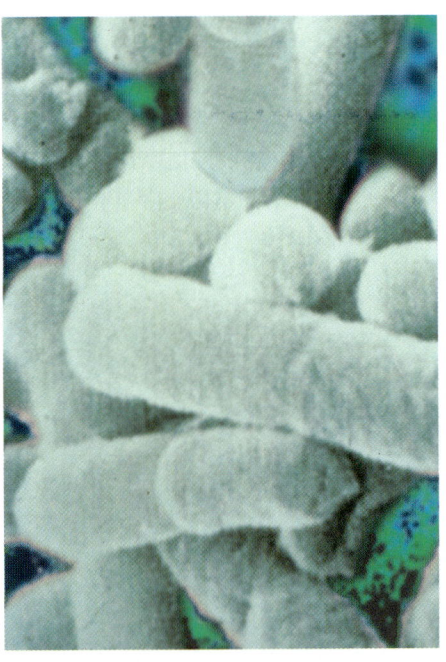

Abb. 36: Lactobacillus acidophilus

MYKOSEN
ANTI-PILZ-DIÄT
Hans Rieth

Wie lange eisern durchhalten?

In schweren, akuten Fällen ist die erste Woche der Therapie und der Anti-Pilz-Diät von entscheidender Bedeutung. Dies gilt sowohl für Säuglinge als auch für Kinder und Erwachsene aller Altersstufen.

Je strenger die sonst übliche kohlenhydratreiche Kost reduziert wird – bei gleichzeitiger Ausräumung der Pilznester mit Hilfe von Pflanzenfasern –, um so besser wirken die verordneten und in der verordneten Dosis auch tatsächlich eingenommenen Antimykotika.

Wohlgemerkt: Nicht resorbierbare, innerlich rein topisch (lokal) wirkende Antimykotika wie Nystatin (z.B. Adiclair oder Candida-Lokalicid).

Die Besserung kann so rasch erfolgen, daß die Versuchung groß ist, die Kost wieder auf „normal" umzustellen.

Eisern bleiben!

Die zweite Woche durchzustehen, setzt Zuspruch von seiten der Betreuer der Pilzkranken voraus. In diesem Stadium bewährt sich die Phantasie, die reichen Möglichkeiten, anregend zu würzen, auszuschöpfen.

Der Appetit kommt dann schneller wieder, der Patient schöpft Hoffnung, er faßt wieder Mut, das Vertrauen in die ärztliche Kunst paart sich mit dem stärker werdenden Vertrauen in die eigene Kraft.

Die Versuchung, schon dann mit der Anti-Pilz-Diät und mit der Einnahme von Antimykotika aufzuhören, wenn die klinischen Erscheinungen weitgehend oder gar völlig verschwunden sind, ist sehr groß.

Diesem Wunsch zu widerstehen, setzt Zuspruch von seiten des Arztes oder von Pflegepersonen, auch Angehörigen, voraus.

Ein Lob tut immer gute Dienste.

Negative Befunde abwarten

Solange die mykologischen Laborbefunde noch positiv sind, muß die Pilzbekämpfung weiter durchgeführt werden.

Ist das klinische Bild deutlich gebessert, kann die Dosis der therapeutisch eingesetzten Antimykotika reduziert werden. Werden die Laborbefunde negativ, wird die Diät gemildert und – meist nach einigen Wochen – versuchsweise abgesetzt.

Mitunter wird gefragt, wie oft die Befunde negativ sein müssen, um die antimykotische Therapie und der Anti-Pilz-Diät beenden zu können.

Hier gibt es kein Schema F. Man muß von Fall zu Fall entscheiden.

Ganz besonders wichtig ist, daß vor allem Mund und Rachen auf Dauer pilzfrei gehalten werden. Dann ist diese Rezidivquelle endgültig beseitigt.

Stumme Pilzinfektionen

Wer mit Candida albicans infiziert ist, muß nicht unbedingt Krankheitserscheinungen haben, die deutliche Beschwerden machen, vielleicht sogar keine. Die Infektion ist „noch" stumm. Tritt nun irgendeine Krankheit auf, die den Körper schwächt, kommt jetzt noch „leichte Kost", „Fieberkost" hinzu – Obst, süße Getränke, Pudding, Weißbrot –, dann vermehren sich die Pilze üppig. Ihre größer gewordene Anzahl macht nun doch Beschwerden. Die Infektion ist nicht mehr stumm, die Mykose wird manifest.

Frühdiagnose notwendig

Abzuwarten, bis sich, z.B. auf der Zunge, Soorbeläge bilden, ist bei Kranken, insbesondere bei Schwerkranken, nicht zu rechtfertigen. Die Diagnose muß früher gestellt werden, und zwar durch eine mikroskopische und kulturelle Untersuchung. Im Mikroskop entdeckte Pilzzellen müssen identifiziert werden. In erster Linie gilt es festzustellen, ob es sich um Candida albicans handelt. Verwechselungen mit harmlosen Pilzen, z.B. mit Milchschimmel (Geotrichum candidum) kommen häufig vor.

Frühtherapie

Pathogene Pilze bei Kranken müssen frühzeitig und konsequent bekämpft werden.
Wenn die Pilznester in der Mundhöhle und in allen Abschnitten des Verdauungskanals schon zu Beginn einer schweren Krankheit konsequent beseitigt werden, entsteht eine Pilzsepsis erst gar nicht.
Eine mit Candida albicans verwandte Hefepilzart ist Candida guilliermondii **(Abb. 37).** Auch dieser Opportunist kann Pilzsepsis mit Todesfolge verursachen. Durch Polyen-Antimykotika wie Nystatin (z.B. Adiclair oder Candida Lokalicid) – in Verbindung mit der Anti-Pilz-Diät – wird er zuverlässig abgetötet.

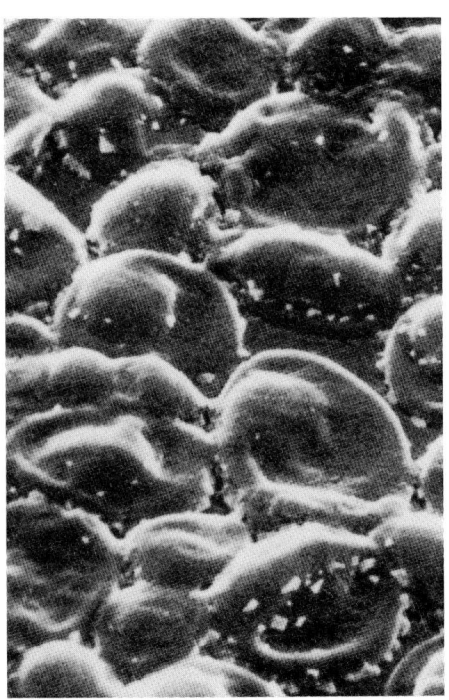

Abb. 37: Rasterelektronenoptische Aufnahme von Candida guilliermondii

MYKOSEN
ANTI-PILZ-DIÄT

Hans Rieth

Vorbeugen ist besser als Krankwerden

Verschimmeltes meiden!

Diese Aufforderung kann mißverstanden werden, da nicht alle Schimmelpilze damit gemeint sind, sondern nur die Verderbniserreger, die in Lebensmitteln und Futtermitteln Giftstoffe, sogenannte Mykotoxine, bilden. Am bekanntesten sind die hochgiftigen Aflatoxine.
Zweckmäßiger ist es also, nicht alle Schimmelpilze sozusagen in einen Topf zu werfen, sondern zwischen nützlich, harmlos und schädlich zu unterscheiden. Käsepilze wie Penicillium camemberti, Penicillium roqueforti, der Milchschimmel Geotrichum candidum, Wurstpilze sowie Hefen (Backhefe und Bierhefe) werden als sogenannte Nahrungsveredler unter steter Kontrolle kultiviert. Diese Pilze gehören zur Nahrung und werden normalerweise wie Nahrung verdaut, sie verursachen keine Krankheiten und dürfen auch bei strenger Anti-Pilz-Diät unbesorgt gegessen werden.
Sind aber aus der „frischen Luft" der Natur unbekannte Mikro- oder Schimmelpilze auf oder in Lebensmittel gelangt, dann können diese, wie z.B. der Schimmelpilz Aspergillus flavus **(Abb. 38),** sehr schädlich sein und die Nahrung verderben, so daß diese nicht nur ungenießbar wird, sondern in noch scheinbar genießbarem Zustand bereits Giftstoffe enthält.

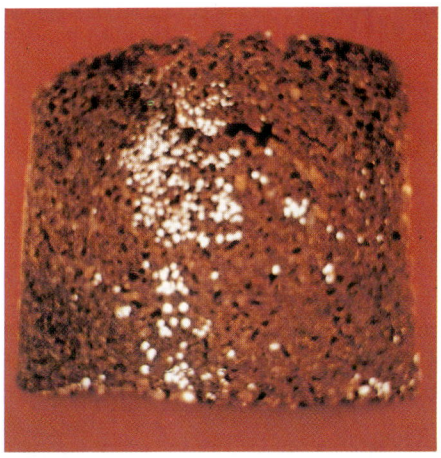

Abb. 38: Aspergillus flavus auf einer Scheibe Brot, noch weißlich, später gelblich-grün

Wenn auf einem weißen Camembert zusätzlich ein schwarzer Schimmel wächst, dann ist der Käse verdorben. Gleiches gilt, wenn auf Gelee oder Marmelade sich Schimmel entwickelt. Der einzig vernünftige Rat lautet: **„Keine unbekannten Pilze essen."**

Schimmel im Kühlschrank

Gegen die Gewohnheit, auch Reste zu verwerten, ist an sich nichts einzuwenden, aber was schon Tage im Kühlschrank aufbewahrt wurde, kann leicht angeschimmelt sein.
Weg damit! Die niedrige Temperatur der Kühlschränke verhindert nicht, daß Lebensmittel durch Verschimmeln verderben. Im Gegenteil, es gibt Pilze, die nur bei diesen Temperaturen Gift bilden, bei höheren Temperaturen aber nicht. Essigwasser genügt nicht, um den Kühlschrank pilzfrei zu halten. Erforderlich ist eine regelmäßige Desinfektion mit Mitteln, die sich bewährt haben und dem Menschen nicht schaden.

MYKOSEN
ANTI-PILZ-DIÄT

Hans Rieth

Giftiges Obst meiden

Manche Früchte verschimmeln schon am Baum, und zwar von innen heraus. Diese Monilia-Krankheit des Steinobstes wird gewöhnlich durch den Fruchtfäule-Erreger Monilia laxa verursacht **(Abb. 39)**, während Kernobst durch den Schimmelpilz Monilia fructigena befallen wird. Der Verzehr solcher Früchte kann erhebliche Störungen im Verdauungstrakt verursachen und der Gesundheit Schaden zufügen.

Auf Zitronen kann sich ein grün aussehender Pinselschimmel mit Namen Penicillium expansum entwickeln **(Abb. 40)**. Das gebildete Gift verteilt sich in der Frucht, so daß es nichts nützt, verschimmelte Stellen einfach nur auszuschneiden. Die ganze Frucht gehört in den Müll.

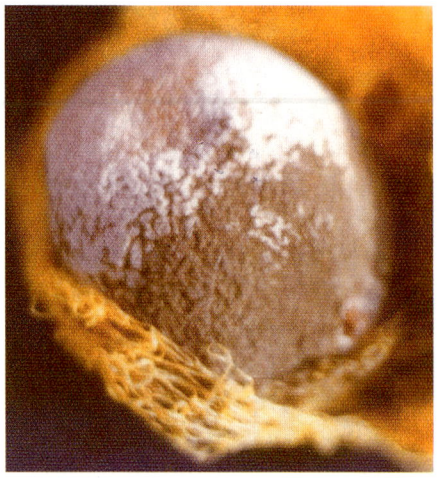

Abb. 40: Spontanes Wachstum von Penicillium expansum auf einer Zitrone

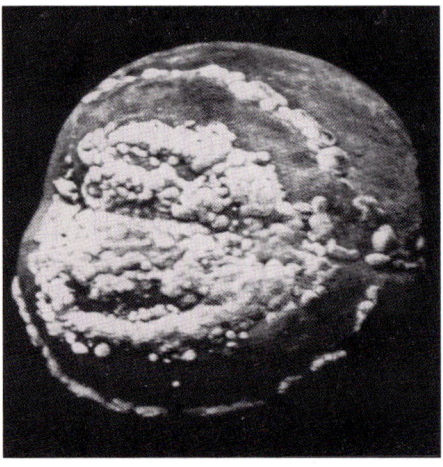

Abb. 39: Von Monilia laxa befallener Pfirsich. Die Pilze wuchsen vom Kern aus nach außen

Wichtiger Hinweis: Mykotoxine schaden nicht nur kranken, sondern auch völlig gesunden Menschen. Eine Verharmlosung ist deshalb fehl am Platz.

Gar nicht selten kommen auf den verschiedenen Obstsorten auch sog. Pinselschimmel vor. Manche sind harmlos, andere jedoch bilden Gifte, die sog. Mykotoxine. Diese können Organschäden, z.B. der Leber, verursachen und in sehr geringen Dosen sogar Krebs auslösen.

MYKOSEN
ANTI-PILZ-DIÄT

Hans Rieth

Tips für ältere Menschen

Wer schon vieles hinter sich hat, ist dadurch nicht automatisch ein Urbild an Kraft und Gesundheit geworden, eher hapert es mal hier, mal da, oft sogar an allen Ecken und Kanten. Auch die Abwehrfähigkeit gegen Infektionen hat vielleicht nachgelassen. Haben sich im Laufe der Zeit irgendwo im Körper Pilze angesiedelt, die zunächst gar keine typischen Beschwerden machten, dann kann es bei geschwächter Abwehr und bei zuckerreicher Kost dazu kommen, daß der Organismus nunmehr mit Krankheitserscheinungen reagiert, z.B. mit Entzündungen am Gaumen, so daß die Zahnprothese nicht mehr richtig sitzt, oder mit Entzündungen am Darmausgang – verbunden mit quälendem Juckreiz –, mit aufgeblähtem Leib und starker Gasentwicklung, mit Durchfall oder Verstopfung, mit Druck auf das Zwerchfell und Herzbeschwerden. Alle diese Symptome sind Grund genug, an Pilze zu denken und sich vor allem auf Pilze im Darm untersuchen zu lassen.

Wenn pathogene Hefen entdeckt sind, vor allem Candida albicans, ist die Bekämpfung dieser Haut- und Schleimhautpilze mit einem wirksamen Antimykotikum äußerst zu empfehlen, und zwar sowohl außen (z.B. mit Adiclair oder Candida-Lokalicid als Salbe oder Creme) als auch innen (z.B. Adiclair oder Candida-Lokalicid als Tabletten oder Suspension).

Anti-Pilz-Diät zu Hause

Für Senioren mit pilzbedingten Erkrankungen dürfte – wenn sie im eigenen Haus beköstigt werden oder sich selbst versorgen – die Durchführung einer milden oder auch strengen Anti-Pilz-Diät nicht schwerfallen.

Bei der Planung des Einkaufs der Lebensmittel werden schon die ersten Weichen gestellt. Die Zusammenstellung der einzelnen Mahlzeiten ist dann der nächste Schritt. Dreimal täglich Gemüse oder Salat einzuplanen, ist für ältere Menschen durchaus nicht selbstverständlich. Wenn das Gemüse bißfest gekocht und dann als Salat zubereitet wird, durch reichlich Gewürzkräuter verfeinert, dann ist das Anrichten kein großer Aufwand und macht darüberhinaus noch Spaß. Auch Gemüsesäfte können jederzeit parat gehalten werden, desgleichen Gurken, Radieschen, Rettich, Rote Bete, Bohnensalat, Sauerkrautsalat oder Mixed Pickles.

…oder außerhalb

Ißt man anderswo, vielleicht im Restaurant, oder liegt man im Krankenhaus und nimmt an einer Gemeinschaftsverpflegung teil, dann empfiehlt es sich, mit den zuständigen Personen ein freundliches Gespräch zu beginnen, um den Gedanken der Anti-Pilz-Diät bekanntzumachen. Durch überzeugende Worte läßt sich manches erreichen.

Anti-Pilz-Diät bei Kindern

Die Frage, ob man Kindern, auch Kleinkindern oder sogar Säuglingen, schon eine spezielle Anti-Pilz-Diät geben soll und vor allem wann, ist differenziert zu beantworten.

Prinzipiell unterscheidet man die therapeutische und die prophylaktische Anwendung. Ist die Candida-Mykose (Candidose) schon manifest geworden, sind Soorbeläge deutlich erkennbar **(Abb. 41),** dann ist es höchste Zeit, die Weitervermehrung der pathogenen Hefepilze zu stoppen, auch derjenigen, die schon in den Darm gelangt sind.

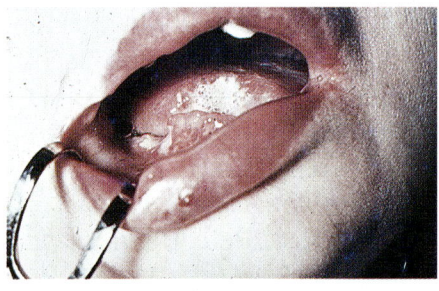

Abb. 41: Soorbeläge auf Zunge und Unterlippe eines Kindes

Notwendig sind selbstverständlich pilztötende Antimykotika in ausreichender Dosis. Gleichzeitig muß aber die üppige Vermehrung der Pilze dadurch eingeschränkt werden, daß man den Pilzen die leicht verwertbare Nahrung reduziert, vor allem Zucker.

Vorbeugende Behandlung

Um Kindern das Auftreten einer Candidose zu ersparen, ist es erforderlich, bei jeder Erkrankung, die mit antibakteriellen Antibiotika behandelt wird, sofort etwas gegen die eventuell bereits vorhandenen Pilze in der Mundhöhle zu tun.

Die Vermehrung der Pilze in der Mundhöhle wird durch Zucker, besonders Traubenzucker, sehr stark gefördert. Alle 20 Minuten kann sich ihre Anzahl verdoppeln. Wenn eine bestimmte Menge erreicht ist, wird die Krankheit ausgelöst. Alle zuckerhaltigen Nahrungsmittel sind deshalb verboten, wenn die Pilzvermehrung radikal gestoppt werden soll. Dies betrifft für die gesamte Krankheitsdauer auch Obst und Obstsäfte. Statt dessen sind Gemüsesäfte zu geben, z.B. Karottensaft.

Jede Krankheit schwächt die Abwehr gegen Pilze. Deshalb sind kranke Kinder besonders schutzbedürftig, vor allem gegen krankmachende Hefepilze.

MYKOSEN
ANTI-PILZ-DIÄT
Hans Rieth

Diätplan für die Alltagskost

Alle Tage zuckerarm und faserreich, dabei aber vielseitig und gut gewürzt zu essen – dies bedarf einer sorgfältigen Planung.
Die Mahlzeiten sollen knapp bemessen, hinsichtlich der Gemüsebeilage aber reichlich sein.
Die Tagesrationen auf fünf bis sieben Mahlzeiten zu verteilen ist besser als nur auf drei.

Hierzu einige Vorschläge:

Frühmorgens: 2–3 Eßlöffel kleingeschnittenes Sauerkraut oder 2–3 Eßlöffel Weizenkleie in reichlich lauwarmem Wasser oder warmer Milch.

1. Frühstück: 1 Scheibe Knäckebrot oder Roggenvollkornbrot, nach Belieben Butter, Käse, Ei, Wurst, Joghurt, zuckerfreie Getränke wie Kaffee, Tee oder Milch.

2. Frühstück: Tomate, Gurke, Rote Bete, Quark, Dickmilch, Buttermilch oder Molke.

Mittagessen: Fleisch oder Fisch. Kartoffeln bis 200 g in beliebiger Zubereitungsform. Dazu Salat oder Gemüse in abwechselungsreicher Form. Salatteller gern zu Beginn der Mahlzeit. Dazu Mineralwasser oder trockenen Wein.

Zur Kaffeepause: Kaffee, Tee, 1 Scheibe Knäckebrot oder Roggenvollkornbrot, Quark, Tomate.

Abendessen: Großer Salatteller oder Gemüse, 1–2 Scheiben Knäckebrot oder Roggenvollkornbrot, Wurst, Fleisch, Fisch, Ei oder Käse, Butter oder Margarine, zuckerfreie Getränke.

Zur Nacht: Etwas Käse, Kefir, Buttermilch, Kümmeltee.

Wichtige Hinweise
Eine Anti-Pilz-Diät bietet manche Gelegenheit, sich im Verzicht zu üben. Dies beginnt bereits am Frühstücksbuffet, bei dem man auf die üblichen Obst- und Traubensäfte, auf Brötchen, Hörnchen und Kopenhagener sowie auf Honig und Konfitüre vorübergehend verzichten muß.
Zu Mittag gibt es keine Teigwaren wie z.B. Nudeln, Spaghetti oder Makkaroni, und wenn Reis auf den Tisch kommt – dann bitte nur ungeschälten. Erlaubt sind hingegen Kartoffeln – wenn auch nur in mäßigem Umfang.
Zum Nachtisch darf weder Eiscreme noch Flammeri, kein Obst oder Kompott, keine Limonade oder Coca-Cola und auch kein Bier oder lieblicher Wein serviert werden.
Nachmittags steht kein Kuchen auf dem Programm und kein Kleingebäck zum Knabbern. Und am Abend kommen, wenn man auf sein Abend„brot" nicht verzichten möchte, nur Roggenvollkornbrot und Knäckebrot in Frage. Besser ist es jedoch, dieses ebenfalls durch Fleisch, Fisch, Käse, Salat und Gemüse zu ersetzen. Und das süße Betthupferl auf dem Kopfkissen? Es gibt andere Abnehmer dafür.

MYKOSEN
ANTI-PILZ-DIÄT
Hans Rieth **39**

Für Sonn- und Feiertage

Sehr zu empfehlen ist es, die Tage, die frei sind von der beruflichen Tätigkeit, auch frei vom Alltagstrott, besser für die Gesundheit zu nutzen, als es sich in letzter Zeit der Überversorgung eingebürgert hat.

Also nicht in das Verbotene reinhauen, sondern im Gespräch über die Planung des Sonntagsessens dafür plädieren, daß diejenigen Tischgenossen, denen keine Anti-Pilz-Diät empfohlen wurde, auch mal kosten und feststellen, daß eine Abwehrkost gegen Pilze zugleich eine Aufbaukost für den gesamten menschlichen Organismus darstellt.

1. Frühstück: 2 Scheiben Knäckebrot oder Roggenvollkornbrot, Butter, Quark, Joghurt, Ei, Kaffee, Tee, Milch nach Wahl.

2. Frühstück: Avocado und Kräkker, Bouillon nach Belieben, Tee.

Mittagessen: Gurkensuppe, Rinderbraten mit Salbeisauce und Meerrettich, grüne Bohnen mit Bohnenkraut, Kartoffelbällchen, trockener Wein.

Zur geselligen Stunde: geröstete Mandeln, Knäckebrot – trocken oder mit Butter bzw. Margarine –, Kaffee, Tee, trockener Wein.

Abendessen: Salatpotpourri, Omelett mit Pilzen oder Spinat, Rösti oder Knäckebrot, gebackener Camembert mit Petersilie, trockener Wein.

Zur Nacht: Nüsse und Küsse.

An besonderen Feiertagen sind würzig zubereitete Fische oder Hasenrücken, Spanferkel, Wildschweinbraten oder Fasan, mit Blumenkohlröschen, kleinen Karotten, Cornichons und Maiskölbchen garniert, dem Niveau des gefeierten Tages durchaus angemessen. Trockene Weine und trockener Sekt sind gute Begleiter eines solchen Menues. Und wenn anschließend die obligaten Süßspeisen angeboten werden, Pralinen und Likör? Heute mal Käse, bitte!

Ferientags und unterwegs

Verbringt man die Ferien zuhause, ist es kein Problem, die Richtlinien der Anti-Pilz-Diät zu befolgen. Am Ferienort in südlicher Sonne wird es hingegen schon etwas schwieriger, denn meist ist man in Halb- oder Vollpension, hat bezahlt für die Köstlichkeiten und Verlockungen des warmen und kalten Buffets oder für das Menü nach Wahl.

Andererseits ist es ferientags viel leichter, das reiche Angebot an Salaten, Gemüsen, Milchprodukten, Fisch und Fleischspeisen mal ganz bewußt zu genießen, um dadurch dem Angriff pathogener Pilze viel besser widerstehen zu können. Um uns herum lauern doch Hefepilze verschiedenster Art, um von uns Nutzen zu ziehen, ohne mit einer Gegenleistung aufzuwarten. Müssen wir zum Sklaven dieser Mikroben werden? Auch unterwegs, wenn wir aus dem Rucksack leben oder aus der Proviantasche im Auto, läßt sich das Süße durch Kerniges, Limonade durch Buttermilch, Birnen und Pfirsiche durch Paprika, Zucchini und Pepperoni ersetzen.

MYKOSEN
ANTI-PILZ-DIÄT

Hans Rieth

Täglich Gemüse

Besonders gut geeignet, um die Pilznester zwischen den Zotten des Dünndarms und aus den Ausbuchtungen des Dickdarms auszuräumen, sind Pflanzenfasern. Am besten sind die unverdaulichen, weil der Darm sie rasch wieder loswerden will (sog. pflanzliche Ballaststoffe). Sie regen die Darmperistaltik an. Alles wird besser durchgeknetet, kommt in Bewegung. Sogar der Inhalt kleiner Divertikel, wo Pilznester vor manchem Zugriff, vor mancher Medikamentenwirkung sicher waren, wird mit erfaßt.

Pflanzenfasern aus zuckerfreiem Salat und Gemüse sind zu bevorzugen. Auch die Ballaststoffe der Getreidekörner, z.B. Haferflokken, können mit verwendet werden.

Einheimisches Gemüse gibt es reichlich, aber warum sind nicht auch einmal exotische Gemüse eine angenehme Abwechslung? Lassen Sie den Gang in den Supermarkt doch einmal zu einer Entdeckungsreise werden. Es lohnt sich, die in der Tabelle aufgelisteten Namen einmal durchzugehen und zu überlegen, welche Gemüsesorten schon lange nicht mehr auf dem Tisch waren.

Übrigens läßt sich im Winter die Anti-Pilz-Diät genauso gut durchführen wie zu anderen Jahreszeiten. Der Einwand, es stünde nicht so viel Frisches zur Verfügung, ist heutzutage nicht mehr gültig – wird doch auch in der Winterzeit in den Einkaufsmärkten jeden Tag frisches Gemüse angeboten.

Auberginen	Pastinaken
Bataten	Rhabarber
Blumenkohl	Rosenkohl
Bohnen	Rote Beete
Brokkoli	Rotkohl
Chilischoten	Sauerampfer
Chinakohl	Sauerkraut
Eiszapfen	Schwarzwurzeln
Erbsen	Sellerieknollen
Fenchel	Spargel
Grünkohl	Spinat
Gurken	Spitzkohl
Japanknollen	Staudensellerie
Karotten	Steckrüben
Kartoffeln	Stielgemüse
Kichererbsen	Teltower Rübchen
Kohlrabi	Tomaten
Lauch	Topinambur
Mangold	Wasserkastanien
Meerrettich	Weinblätter
Melde	Weiße Rüben
Möhren	Weißkohl
Okraschoten	Wirsingkohl
Paprikaschoten	Zucchini
Petersilienwurzeln	Zwiebeln

Wer kennt sie schon alle! Mitunter müssen sich Zunge, Nase und Gaumen erst an die Okraschoten aus der Türkei gewöhnen, an die Wasserkastanien oder die Japanknollen, aber warum nicht? Nur Mut! Ruhig mal zugreifen!

Am besten fängt man morgens schon an, z.B. mit 2 Eßlöffeln Sauerkraut oder mit zwei Möhren, tags zuvor in Bouillon mit Suppenkraut gekocht, ein Versuch lohnt sich.

Wer im Krankenhaus liegt, tut gut daran, sich mit den Betreuern zu verständigen, um zu sehen, was sich erreichen läßt.

MYKOSEN
ANTI-PILZ-DIÄT
Hans Rieth

Der große Salatteller

In einem Speiselokal einen „grossen Salatteller" vor sich zu sehen, ist allein schon eine Augenweide, ein Potpourri mit Dressing nach Wahl, gestylt auf rustikal, italienisch oder mexikanisch, ein Erlebnis für den Gourmet, eine ideale Ouvertüre für ein gesundes Feinschmecker-Menue. Auch zuhause läßt sich, wenn auch kein üppig kombinierter, so doch ein recht reizvoller, Auge und Gaumen erfreuender Salatteller in die Anti-Pilz-Diät einbauen.

Blätter, Sprossen, Früchte, Knollen und Wurzeln

Blätter und Sprossen sind Grundbestandteile eines Salattellers, meist roh, geschnitten oder zerzupft.
Aber auch zahlreiche weitere Pflanzenteile lassen sich, teils roh geschnitten oder geraspelt, teils bißfest gekocht oder blanchiert, als Anti-Pilz-Salat herrichten. Eine einfache Vinaigrette aus Salz, Pfeffer, Essig und Öl ist schon die erste Stufe der Verfeinerung. Eine cremige Sauce aus Salz, Pfeffer und Zitronensaft, mit Sahne steif gerührt, auch mal mit Minzenblättern gewürzt, ist für geschwächte Kranke besonders zu empfehlen.

Aus der Tabelle lassen sich Anregungen entnehmen, wie man originell und interessant kombinieren kann, z.B. Artischockensalat mit Spargel, Auberginen mit Paprikaschoten und Salatgurken, Avocados mit Chilischoten und Tomaten, Bleichsellerie mit gerösteten Mandeln.

Artischocken	Möhren
Avocados	Oliven
Bambussprossen	Palmherzen
Blumenkohl	Paprika
Bohnen	Pepperoni
Brunnenkresse	Radiccio
Chicoree	Rettich
Eichblattsalat	Rote Bete
Eisbergsalat	Rotkohl
Endivien	Salatgurken
Eskariol	Sauerkraut
Feldsalat	Schalotten
Fenchel	Schnittsalat
Gurken	Sellerie
Karotten	Sojakeime
Kartoffelsalat	Spargel
Kohlrabi	Speisepilze
Kopfsalat	Tomaten
Löwenzahn	Weißkohl
Maiskölbchen	Zucchini
Mangoldrippen	Zwiebeln

In modernen Büchern über die Kunst der Speisenzubereitung – etwas unterbewertet „Kochbücher" benannt – ist vieles zu finden, was sich für die Anti-Pilz-Diät hervorragend eignet. Ob französische Küche oder italienische, ob „aus deutschen Landen" oder von weither, schon das Lesen macht Freude.
Kein Tag soll vergehen, ohne dem Pilzbefall des Leibes mit Salat zu Leibe zu rücken.

Wichtige Grundnahrungsmittel

Lob der Kartoffel

Da jeder Mensch – auch der Pilzkranke – zum Leben Kohlenhydrate als Baustoff und Betriebsstoff benötigt, gehören Kartoffeln in mäßiger Menge und Wurzeln aller Art ins Angebot. Kartoffeln sind wertvolle Kohlenhydratlieferanten und zugleich wichtige Vitaminträger. 200 g Kartoffeln decken unseren täglichen Bedarf an Vitamin C. Sie enthalten außerdem die Vitamine B_1 und B_2 und geringe Mengen Vitamin A. Bedeutend ist auch der Gehalt der Kartoffel an Mineralstoffen und Spurenelementen, an Kalium, Magnesium, Eisen, Phosphor, Fluor und Natrium.
Schmackhafte Kartoffelspeisen, phantasievoll zubereitet, gehören zu jeder Anti-Pilz-Diät.

Fisch und Fleisch

Sofern keine Allergie gegen Fischeiweiß besteht, sind Fische aus Süßwasser oder aus dem Meer – nicht paniert – jederzeit vorzügliche Bestandteile der Anti-Pilz-Diät.
Gleiches gilt für Fleisch vom Rind, Schwein oder Pferd. Entenbrust oder Hähnchen vom Grill, Putenschnitzel natur, Gänsekeule oder Poularde, um nur einige Köstlichkeiten zu nennen, sind ebenso gut geeignet wie Wild, mag es nun Fasan, Rehrücken oder Hasenklein sein. Auch Wildschwein, Hirschkalbssteak und Wildente sind – angemessen gewürzt – für den Festtagsbraten ein wesentlicher Teil des Hauptgerichtes.

Eierspeisen

Eier enthalten alles, was der Mensch so braucht. Die hier und da gepflegte Verteufelung der Eier wird sich totlaufen. Die „gute Butter" ist ja auch wieder rehabilitiert.
Eier sind wertvoller für die Gesundheit und Gesunderhaltung als weißer Zucker, und Gerichte aus Eiern, kombiniert mit Milchprodukten, Gemüse und Salat, raffiniert mal rustikal, mal exotisch gewürzt, gehören zum bewährten Standard der Anti-Pilz-Diät. Gekocht und gebacken, als Auflauf oder Soufflé, der Phantasie und der Kreativität sind keine Grenzen gesetzt, wenn es darum geht, den Appetit auf die Anti-Pilz-Diät anzuregen und Herz und Auge zu erfreuen.

Es lohnt sich, alte und neue Kochbücher auf Rezepte durchzustöbern und nach Erlernen der Grundidee zu modifizieren. Was kann man da alles finden! Champignon-Eier, Zwiebel-Eier, Eier auf Austern, Eier mit Kalbshirn und mit Gurken, Eier mit Schellfisch, mit Wirsingkohl, mit saurer Sahne, gebackene Eier auf Quark, mit Chilipulver, Kreuzkümmel, Kurkuma und Koriander gewürzt.
Aufläufe mit verquirltem Ei als Bindemittel statt Mehl, wundervolle Soufflés mit Eigelb, geschlagenem Eiweiß und geraspeltem Käse, als Beefsteak Tatar... es nimmt kein Ende.

MYKOSEN
ANTI-PILZ-DIÄT
Hans Rieth

Gut gewürzt ist halb verdaut

Gewürze wirksam zu verwenden setzt Phantasie und Können voraus, mitunter auch einen Schuß Genialität. Das Geheimnis genialer Köche besteht darin, die zueinander passenden Gewürze in der richtigen Dosis zum rechten Zeitpunkt den Geruchs- und Geschmacksnerven anzubieten. Zucker riecht nicht. Eine banale Feststellung, und doch von Bedeutung, denn der Verzicht auf Zucker bei der Anti-Pilz-Diät nimmt der Nase nichts weg von ihren Möglichkeiten, genüßlich zu schnuppern.

Gewürze in Kürze
Eine kleine Auswahl, beileibe kein vollständiges Würz-ABC, soll Anregungen geben, wie sich die Anti-Pilz-Diät verfeinern läßt.

Anis	Meersalz
Basilikum	Melisse
Beifuß	Muskat
Bohnenkraut	Nelken
Boretsch	Oregano
Cayenne-Pfeffer	Paprika
Curry	Petersilie
Dill	Pfeffer
Essig	Pfefferminz
Estragon	Piment
Fenchel	Rosmarin
Fischgewürz	Salbei
Ingwerpulver	Schnittlauch
Kaffeepulver	Sherry, dry
Kakao	Senf
Kapern	Sojasauce
Kardamom	Steranis
Kerbel	Süßstoff
Ketchup	Tabasco
Knoblauch	Thymian
Koriander	Vanille
Kümmel	Wacholderbeeren
Lorbeer	Wein, trocken
Maggikraut	Zimt
Majoran	Zitrone
Meerrettich	Zwiebel

Gewürze gegen Pilze

Gewürze sind der Esprit der Speisen und Getränke. Darüberhinaus ist ein Teil der Gewürze aber zusätzlich imstande, Krankheitserreger niederzuhalten, z. B. Knoblauch.
Schon vor mehr als 2000 Jahren war in Ostasien die gesundheitsfördernde Wirkung von Knoblauch bekannt. Heute weiß man, daß Knoblauch auch gegen krankmachende Pilze hochwirksam ist, wie im Hemmhoftest einwandfrei nachgewiesen wurde. Eine Reihe von Gewürzen enthält ätherische Öle, die Pilze hemmen oder sogar abtöten. Dies sind vor allem Thymian, Rosmarin und „Nägelein" (Gewürznelken), Majoran, Zimt und Ingwer, Piment und Kardamom, Beifuß und Oregano sowie Koriander. Pilze, Mikropilze, die man loswerden will, die von den Schleimhäuten der Verdauungswege und auch der Atemwege verschwinden sollen, haben in den ätherischen Ölen dieser Gewürzpflanzen natürliche Widersacher. Hinzu kommt, daß die Selbstreinigung der Schleimhäute gefördert wird, wenn einem „das Wasser im Munde zusammenläuft."
Die Gewürze sind also echte Helfer bei der Genesung. Sie gehören – unentbehrlich – auf jedes Gewürzbord und tragen dazu bei, daß die Anti-Pilz-Diät hilft und Freude macht.

MYKOSEN
ANTI-PILZ-DIÄT

Getränke

Ausreichend trinken – ein weiter Begriff! Die Menge hängt ja von Größe und Körpergewicht ab. Am besten legt man im Gespräch mit seinem Arzt die richtige Trinkmenge fest.

Erlaubt und erwünscht sind alle zuckerfreien Getränke wie Mineralwasser, Kaffee, auch Caro-Kaffee und ähnliches, Gemüsesäfte ohne Zuckerzusatz, Milch und Milchprodukte, z.B. Buttermilch, Kefir, Joghurt – aber ohne Früchte – und vor allem die vielen Teesorten, denen oft eine besonders gute Wirksamkeit für Magen und Darm zu eigen ist. Eine kleine Auswahl zeigt die Tabelle.

Enziantee	Matetee
Fencheltee	Pfefferminztee
Kamillentee	Salbeitee
Kümmeltee	Schwarzer Tee
Malventee	Wermuttee

Ob Tee aus dem Himalaya-Gebiet, aus Assam, Japan, China oder Rußland, aus Afrika oder aus dem Kaukasus, der Teekenner wählt unter Dutzenden von Geschmacksrichtungen – ohne Zucker natürlich.

Wer einen „schwachen Magen" hat, trinkt von Zeit zu Zeit schluckweise Wermuttee, vielleicht aus dem eigenen Garten, oder nimmt statt Bonbon oder Schokolade ein Wermutblatt in den Mund, es reicht für mehrere Stunden und wirkt verblüffend. Wohl das Bitterste ist ein Tee aus Enzian und Wermut zu gleichen Teilen. Der Apotheker sagt bei der Abgabe dann bedeutungsvoll: „Wohl bekomm's!"

Alkoholisches

Seit undenklichen Zeiten gehören Hefepilze zu den geheimnisvollen Mikroben, die der Mensch sich dienstbar gemacht hat. Ob Bier, ob Wein oder Champagner – ohne Bierhefe **(Abb. 42)**, Weinhefen oder Champagnerhefen läuft nichts – weder aus dem Zapfhahn noch aus dem Weinfaß und spritzt auch nichts aus der Flasche.

Im Rahmen der Anti-Pilz-Diät sind trockene Weine ohne Restzucker, trockene Sekte oder Champagner Brut in geringen Mengen akzeptabel, auch ein Schuß Rum im Tee. Hingegen sollte auf süßen Wein und Bier verzichtet werden.

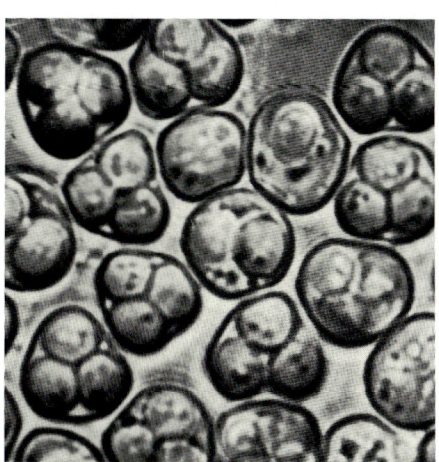

Abb. 42: Bierhefe (Saccharomyces cerevisiae) mit intrazellulär gebildeten Sexualsporen

Hans Rieth

MYKOSEN ANTI-PILZ-DIÄT

Hans Rieth

Rezepte und Anregungen

Wenn die Verbotsliste der Anti-Pilz-Diät im einzelnen durchgesprochen wird, taucht mitunter der Gedanke auf: „Was soll ich denn nun noch essen?"
Dabei wurde doch nur für eine begrenzte Zeit Zuckersüßes verboten, weil die Pilze das Zuviel von leicht verdaulichen Kohlenhydraten zur üppigen Vermehrung verwenden.
Aus all dem, was erlaubt bleibt, lassen sich mit Phantasie köstliche Gerichte und sogar ausgesprochene Leckereien hervorzaubern. Hierzu einige Anregungen:

Tomaten-Cocktail
$1/8$ l Tomatensaft mit einer Ecke Frischkäse gut verquirlen. Mit etwas Zitronensaft, 1 Prise Salz und frischgemahlenem Pfeffer würzen. Mit feingewiegten Kräutern garnieren und gut gekühlt servieren.

Fischsalat
(für 2 Personen)
250 g Fischreste, z. B. Goldbarsch, Essig, Öl, Salz, Pfeffer, 1 TL Senf, Zwiebel, Dill, 1 Essiggurke, 1 TL Kapern, 2 Tomaten, 2 EL Sauerrahm. Den gekochten Fisch in kleine Stückchen zerpflücken. Mit allen Zutaten vermischen und durchziehen lassen. Mit Tomatenvierteln garnieren. Fischsalat auch mit Majonnaise oder Remouladensoße anmachen.

Gemüsegulasch
(für 2 Personen)
400 g Rindergulasch, 1 EL Schmalz, 25 g durchwachsener Speck, 65 g Zwiebeln, 65 g Möhren, 1 kl. Paprikaschote, Salz, Lorbeerblatt, 3 Pfefferkörner, $1/10$ l Rotwein, 2 EL Kondensmilch. Zum Binden der Soße sollte auf Mehl verzichtet werden. Eine pürierte Kartoffel erfüllt denselben Zweck.
Speck in Schmalz ausbraten. Gulasch zufügen, bräunen. Gemüse schneiden, 5 Min. mitdünsten. Gewürze und Rotwein zufügen. $1^{1}/_{2}$ Std. schmoren. Wasser nachfüllen. Die pürierte Kartoffel und Kondensmilch dazugeben und alles verrühren. Aufkochen.

An Festtags-Vorabenden in der Winterzeit ist edler Fisch antipilzdiätetisch eher ratsam als der traditionelle Christstollen:

Karpfen blau
Die Karpfenstücke einzeln in heißen Essig tauchen, bis die Haut blau wird. Dem Salzwasser außer Fischgewürz noch einige Pimentkörner extra zugeben. Nicht kochen, sondern nur unterhalb des Siedepunktes ziehen lassen, bis sich das Fleisch von den Gräten löst. Geriebenen Merrettich mit Schlagsahne mischen. Dazu Salzkartoffeln und flüssige Butter.

MYKOSEN
ANTI-PILZ-DIÄT

Hans Rieth

Leckeres aus Gemüse und Salaten

Für diejenigen, die die Anti-Pilz-Diät durchführen wollen und sollen, gibt es vielerlei Möglichkeiten, Gemüse geschmackvoll und in immer neuen Versionen zuzubereiten.
Auch hierzu einige Anregungen:

Rosenkohl mit Käse überbacken

*500 g Rosenkohl dünsten, in eine gefettete, feuerfeste Form geben, 1 gewürfelte Zwiebel in 1 Eßlöffel Öl glasig dünsten, 1 Tasse Fleischbrühe und 2 Eßlöffel gewiegte Petersilie zufügen und alles zusammen über den Rosenkohl geben.
Mit 2 Scheiben Edamer, Tilsiter oder Emmentaler belegen. Im vorgeheizten Ofen bei 250 Grad Celsius überbacken, bis der Käse cremig schmilzt.*

Gut gewürztes Mischgemüse

*Je 100 g Champignons, Erbsen, Karotten, Spargel und gekochtes Hühnerfleisch kleinschneiden und mit Pfeffer, Salz und Curry würzen.
4–5 Eßlöffel Mayonnaise unterziehen und mit gehackter Petersilie bestreuen.*

Bohnen Auflauf

*(für 2 Personen)
1 Zwiebel feinhacken und in Butter glasig dünsten. 200 g Hackfleisch zufügen und 10 Min. schmoren. 2 entkernte, geachtelte Tomaten und 1 kleine Dose grüne Brechbohnen dazugeben und mit Ketchup, Paprika und Salz kräftig würzen.
Kartoffelpüree zubereiten, die Hälfte in eine gefettete Form geben, die Fleischmasse darüber und mit dem Püreerest bedecken. Mit frisch geriebenem Goudakäse bestreuen und bei 220 Grad 20 Min. goldgelb überbacken. Vor dem Servieren mit feingehackten Kräutern bestreuen.*

Kombinierte Salate, die sowohl wertvolle Vitamine und pflanzliche Ballaststoffe, tierisches Eiweiß in ausgewogener Menge und nur wenige Kohlenhydrate enthalten, können eine volle Hauptmahlzeit darstellen.

Ungarischer Vollwert-Salat

*(für 2 Personen)
200 g Pellkartoffeln, 100 g Kirschtomaten, 1 rote Paprika, 50 g Zwiebeln, 2 Möhren, 1 Bund Radieschen, 150 g ungarische Salami, 2 EL Sonnenblumenöl, 1 EL Obstessig, Pfeffer, Salz, 1 EL gehackte frische Kräuter, zusätzlich nach Wahl Eisbergsalat.
Kartoffeln vierteln und in kleine Würfel und dünne Scheiben schneiden, hauchdünne Salamischeiben halbieren, Eisbergsalat kleinschneiden. Alles gut 30 Minuten in der Sauce ziehen lassen und mit geraspelten Möhren und aufgespaltenen Radieschen anrichten.
Trockner Wein paßt gut dazu.*

MYKOSEN
ANTI-PILZ-DIÄT
Hans Rieth

Echte Pilz-Diät

Wer die Anti-Pilz-Diät falsch verstanden hat, verkündet etwas altklug belehrend, man dürfte überhaupt keine Pilze essen. So ist es nun auch wieder nicht. Vielmehr muß man unterscheiden zwischen nützlich und schädlich, zwischen gifig und ungiftig. Daß man die völlig überflüssigen, bei Kranken sogar schädlichen Schmarotzerpilze im Darm mit Hilfe der Edelpilze ausräumt, diese Variante ist Anti-Pilz-Diät der Luxusklasse. Die Zellwände der Steinpilze **(Abb. 43)**, Champignons und Morcheln, der Butterpilze, Perlpilze und Pfifferlinge leisten da vortreffliche Dienste. Mannigfache Gerichte mit verschiedensten Pilzen sind sehr beliebte Bestandteile der Anti-Pilz-Diät.

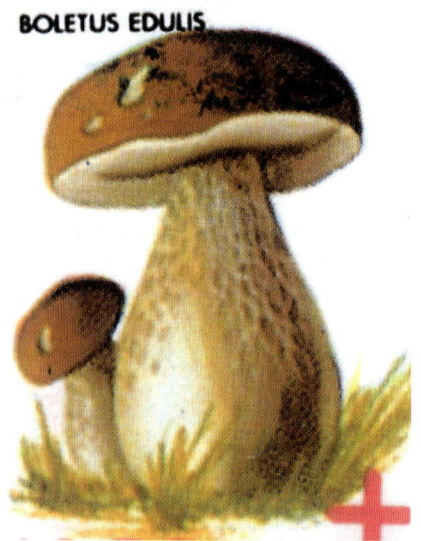

Abb. 43: Mexikanische Steinpilze sind von besonders delikatem Geschmack

Schwein haben

Wer Pilze sucht und finden will, muß Schwein haben, ein abgerichtetes, das unter Eichen die Trüffel erschnüffelt. In Frankreich gibt es allein mehr als 30 verschiedene Trüffelarten, als Delikatesse am meisten geschätzt der Perigord-Trüffel (Tuber melanosporum), dessen klassische Zubereitung als Trüffel-Omelette eine echte Pilz-Diät darstellt.

Steinpilze

Überbacken bei 200°C für 10 Minuten in einer mit Olivenöl gefetteten Backform, schmecken die Steinpilze, zuvor mit Zitronenscheiben abgerieben und mit Meersalz, mit frisch gemahlenem schwarzen Pfeffer und gehackten Pinenkernen bestreut, mit Olivenöl beträufelt und noch 2 Minuten gegrillt, als Beilage zu Wildschwein oder Hirschmedallions. Ganz vortrefflich sind auch Steinpilzgerichte mit verschiedenen Gemüßen, z.B. Blumenkohl, in Röschen zerlegt.
Die Pilze in Scheiben schneiden und zunächst 10 Min. im eigenen Saft schmoren lassen, dann die Röschen und Brühe hinzugeben und dünsten, mit Salz, Pfeffer, Ingwer, Koriander, Muskatnuß und Paprika würzen. Als Beilage Geflügelragout und Rösti.

Steinpilzgoulasch
1 mittelgroße Zwiebel fein schneiden, in Fett bräunen, 250 g Pilze in Stücke zerkleinert hinzugeben, mit Salz, Pfeffer, Kümmel, Koriander und Edelsüßpaprika garschmoren. Paßt gut zu Pommes frites.

MYKOSEN
ANTI-PILZ-DIÄT

Hans Rieth

Ein Champion: der Champignon

Der Zuchtchampignon, Agaricus hortensis, hat bei uns die höchste Verzehrquote. Mit Recht. Preiswert, sehr schmackhaft, fast überall im Angebot, vielseitig verwendbar, zählt er zu den Favoriten der echten Pilz-Diät.

Herkunft

Auf der Egarte – dem Grasland oder Brachfeld – wuchsen und wachsen die „Egartlinge". Daraus entstand die Bezeichnung Egerling, Feldegerling, Agaricus campester mit dem Synonym Psalliota campestris **(Abb. 44)**

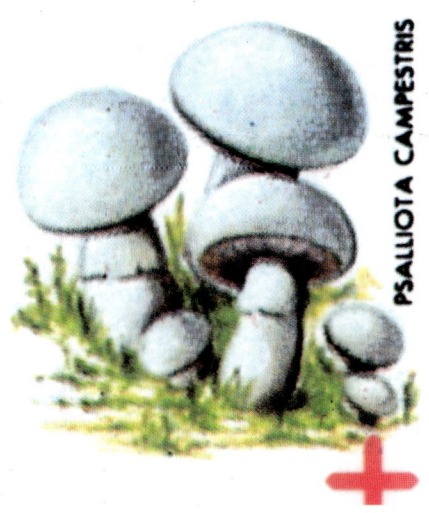

Abb. 44: Feldegerlinge auf einer mexikanischen Sondermarke für die Tuberkulosehilfe

Auf Viehweiden und Pferdekoppeln, in einer einzigen Herbstnebelnacht, schießen sie, die Pilze, aus der Erde, wie von Hexen hervorgezaubert – in Hexenringen, ein zauberhafter Anblick.
Auf Komposterde wächst der Kompostegerling, Agaricus bisporus, der Stammvater des Zuchtchampignons.

Mannigfache Gerichte mit Zuchtchampignons, die preiswert im Handel sind, sind sehr beliebte Bestandteile der Pilz-Diät.

Champignon-Salat
(für 2 Personen)
200 g Champignons, in Scheiben geschnitten, mit Zitronensaft oder Essig beträufelt, damit sie hell bleiben; dazu eine Marinade aus Walnußöl oder Sonnenblumenöl, Tafelessig, Salz und frisch gemahlenem schwarzen Pfeffer; 30 Minuten ziehen lassen; paßt gut zu Geflügel.

Gebackene Pilze
(für 2 Personen)
200 g Champignon, 50 g Speck, blanchiert und abgetropft, 10 g Butter, 1 EL gehackte Petersilie, 100 g Zwiebeln, Salz, Pfeffer, Muskatnuß; alles gut vermischen und in einer Steingutform ohne Deckel etwa 30 Min. bei 180°C backen. 1 Bund Petersilie in Öl braten und damit das Pilzgericht garnieren.

Pilzsoße
40 g Butter, 1 Zwiebel, Petersilie, 200 g feingewiegte Pilze, Salz, Pfeffer, $1/8$ l Sauerrahm, $1/8$ l Brühe, Zitronensaft. Zwiebel und reichlich Petersiliengrün fein wiegen. In heißer Butter andünsten. Die geputzten, feingewiegten Pilze mitrösten lassen, mit Salz und Pfeffer würzen. Sahne und wenig Brühe aufgießen. 10 Min. andünsten. Die Soße – falls erwünscht – mit einer pürierten Kartoffel binden, mit Zitronensaft abschmecken. Zu gekochtem und gegrilltem Fleisch geben.

MYKOSEN
ANTI-PILZ-DIÄT

Hans Rieth

Frisch auf den Tisch

Pilze aus eigener Zucht frisch auf den Tisch, das ist schon was. Welche dürfen es denn sein, damit sie auch als Pilz-Diät zur Vertreibung unerwünschter Kleinstpilze akzeptiert werden?

Seit einigen Jahren sind Austernpilze in Mode gekommen. Zwei Fragen stehen zur Wahl:
– Sind in Austern Pilze?
– Sind Austernpilze „in"?

Nun, „in" sind die Austern-Seitlinge tatsächlich, die auf Holz oder Stroh selbst gezüchteten noch jungen, aber schon recht großen, fleischigen Exemplare munden natürlich noch besser als die auf dem Markt angebotenen.

Der **Austern-Seitling** (Pleurotus ostreatus), an vom Blitz getroffenen oder einseitig besonnten Pappeln oder Buchen gewachsen, hat eine muschelartige Form, der Feinschmecker bevorzugt „austernartig".

Sehr schmackhaft in Suppen und Saucen und zu Gemüse ist der **Birkenpilz** (Leccinum scabrum), auch Kapuziner genannt, aber er muß ganz frisch verwendet werden. Von Juni bis Oktober ist er überall, wo Birken stehen, leicht zu finden.

Wie mit Schokolade überzogen wirkt der flache Hut des **Butterpilzes** (Suillus luteus), sein Fleisch ist buttergelb und butterweich. Wo Kiefern stehen, ist er zu finden, denn er lebt in Symbiose mit ihnen. Das Pilzgeflecht umspannt die Kieferwurzeln.

Butterpilz-Ragout
Butterpilze 200 g
Tomaten 200 g
grüne Paprika 200 g
Zwiebeln 50 g
Fett 50 g
Pfeffer und Salz

Zuerst die Zwiebeln in Fett andünsten, zerschnittene Paprika und vorgedünstete Pilze sowie die Tomaten hinzufügen, garen, würzen, mit Kartoffeln servieren.

Pfifferlinge

Der berühmteste Pfifferling, der Echte Pfifferling oder Eierschwamm, Cantharellus cibarius **(Abb. 45)**, ist seit jeher aus vielerlei Gründen besonders beliebt. Sein Fleisch ist fest und dick, nur selten von Maden oder Schnecken befallen. Pfifferlinge überstehen lange Transportwege, kommen also immer frisch auf den Tisch.
Getrocknet wird er als Gewürz verwendet. Man kann ihn in Essig einlegen oder zu einem raschen Omelett verarbeiten oder mit Fleisch mischen, ein idealer Pilz für den Hausgebrauch.

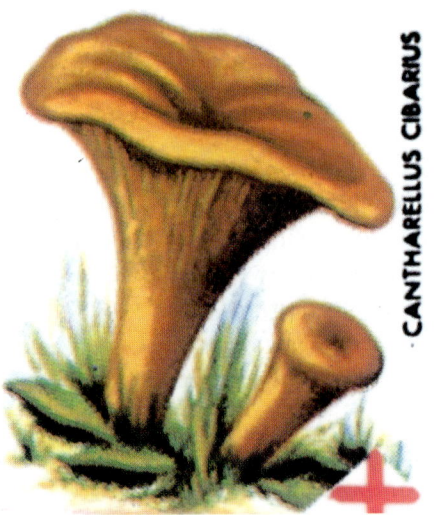

Abb. 45: Trichterförmig gewachsene Echte Pfifferlinge

MYKOSEN
ANTI-PILZ-DIÄT

Hans Rieth

Aus nah und fern

Als Leckerbissen an der römischen Hoftafel war ein sehr edler Doppelgänger des Fliegenpilzes, der **Kaiserling**, der Caesarenpilz, der „princeps fungorum" (Amanita caesarea) sehr geschätzt. In Südeuropa wird er auch heute noch auf dem Markt angeboten. Wichtig: Seine Lamellen sind gelb, die vom Fliegenpilz sind reinweiß.
In Südwestdeutschland kann man ihn unter Eichen und Edelkastanien finden. Für die Pilz-Diät nicht zu empfehlen, er soll geschützt werden.

Der **Maronenpilz** dagegen (Xerocomus badius) ist sehr zu empfehlen. Er gedeiht am besten, wo der saure Regen für sauren Boden sorgt. Sein Hut ist braun wie die Edelkastanie, die Marone, sein Fleisch wird bläulich beim Anschneiden. Große Exemplare werden leicht für Steinpilze gehalten.

Shiitake und Matsutake. Klingen die Namen nicht japanisch oder chinesisch? Der Edelpilzkenner weiß Bescheid: Es sind fernöstliche Baumpilze, die schon seit mehr als 2000 Jahren kultiviert werden.
In jüngster Zeit wird Pilzbrut von Shiitake auch in Europa zur Zucht auf Hartholz angeboten. Shiia ist ein japanisches Hartholz, nach dem der Pilz (take) benannt wurde. Shiitake heißt also Shiia-Pilz. Shiitake-Pilz ist doppelt gemoppelt: ein Pilz-Pilz.
Matsu heißt Kiefer, **Matsutake** ist demnach ein Kiefernpilz. In China wird Shiitake (Lentinus edodes) nur getrocknet gehandelt, in Japan auch in Lake eingelegt.

Judasohr. In getrocknetem Zustand als Gewürz verwendet wird auch das aus China importierte Judasohr (Auricularia auricula-judae), das tatsächlich einem Ohr ähnlich sieht, aber mehr einem Hundeohr.

Da **Morcheln** in Feinschmeckerlokalen, die mit der Zeit gehen, zu den Standarddelikatessen gehören, werden mehrere Arten in großem Stile angebaut, außer der Morchella esculenta auch M. hortensis und M. costata. Auf den Märkten des Ostens stehen sie getrocknet körbeweise zum Verkauf. Vor der Verwendung weicht man sie einige Stunden ein, brüht sie heiß auf, gießt das Brühwasser weg und verarbeitet sie zu köstlichen appetitanregenden Beilagen.

Eine gaumenkitzelnde Vorspeise fernöstlicher Herkunft sind **„Schlüpfrige Pilze mit Hagelkörner-Sauce und rotem Kaviar".** Die kleinen japanischen Wildpilze – nameko – aus der Dose in kochendem Wasser aufkochen und schnell abkühlen. Weißen Rettich fein raspeln, die so entstandenen „Hagelkörner" mit Zitronensaft, Salz und den Pilzen vermengen, Kaviar unterheben, Zitronenschale darüber reiben und mit Petersilie garnieren. Schön scharf!

Mit Pilzen aus nah und fern läßt sich die Anti-Pilz-Diät also sehr originell und die Phantasie anregend anreichern.

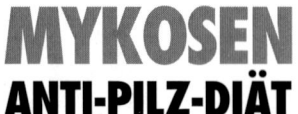

Finale

Wer hier anfängt zu lesen, hält es mit dem römischen Philosophen, der riet: „Sieh dir das Finale an! Schau mal erst, wie's ausgeht. Respice finem!"
Ein guter Rat.

Mitunter ist es besonders originell und interessant, auch reizvoll, eine Sache von hinten anzugehen, aus der Deckung heraus einen Blick zu riskieren. Auch die Anti-Pilz-Diät kann man mit dem Nachtisch beginnen – ein Zuckerschlecken ist das nicht!
– oder am Nachttisch beenden
– vielleicht eine harte Nuß knacken.

Am Schluß sind auch ein paar Leckerbissen, sogar echte Pilz-Diät.
Nicht Anti. Ehrlich.
Wer vorne schon gelesen hat, weiß Bescheid.
Einiges kann man öfters mal lesen.
Es ist ausgesprochen antidepressiv.

Manche erneuerten Kenntnisse oder neuen Erkenntnisse bewähren sich in der Alltagspraxis, am Krankenbett, vielleicht auch in eigener Sache.

Fazit:
„Ohne Pilzparasiten lebt es sich gesünder!"